女性の悩みは すべて「スープ」で 解決する

簡単ダイエット専門家
藤井香江

三笠書房

今日のあなたを、もっと
幸せにする「スープ」がある――

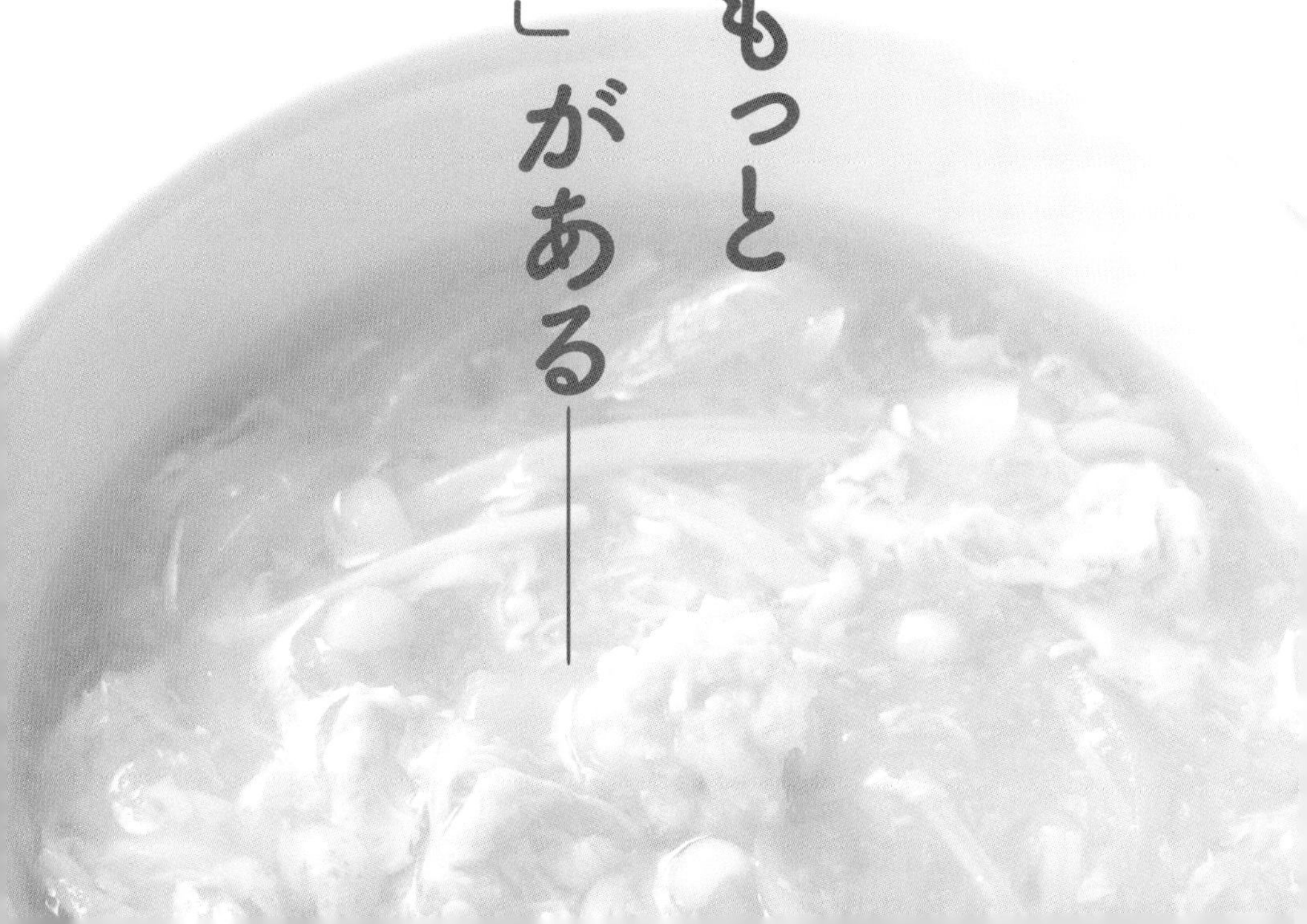

はじめに

やせる、若くなる、美しくなる、疲れない……
時短簡単「スープ」の効果は無限大！

女性にとって、「健康」と「美容」は人生の重大テーマ。

特に40歳前後から、女性は体と心の悩みに向き合う時間が増えます。

お腹周りの脂肪、疲れ、冷え、便秘、肌荒れ、イライラ……。こうした「体と心の不調」に見舞われ、年齢を意識することも多くなります。

健康を守るには、１汁３菜の食事をとるのが理想。わかってはいるものの、毎日、台所に立つのはおっくうです。疲れた日は、コンビニ弁当やスーパーのお惣菜に頼ってしまうこともあるでしょう。

そこで私が考えたのが、**女性の悩みを解決する時短簡単「スープ」**。

特長は、「簡単、おいしい、ヘルシー」３拍子揃ったところ。

鍋に食材を入れて、煮る——。

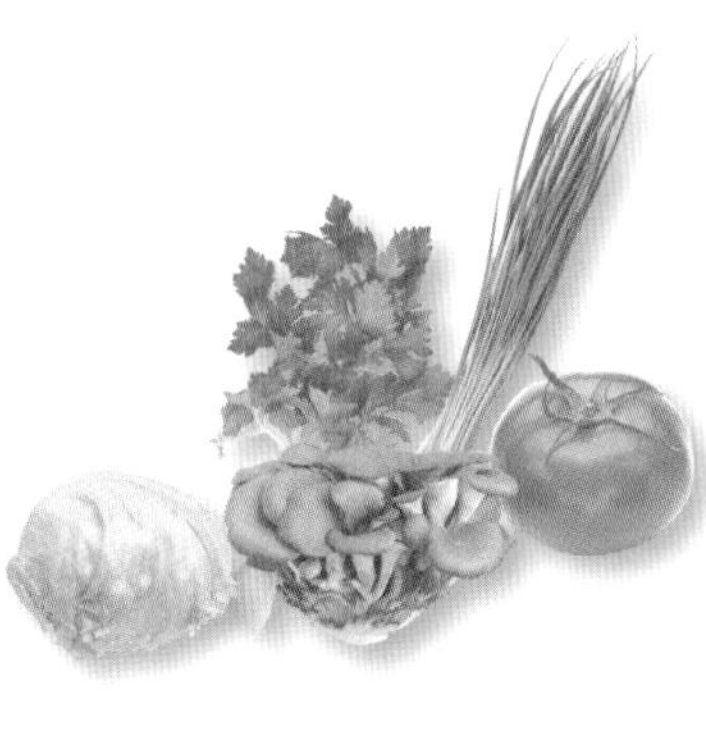

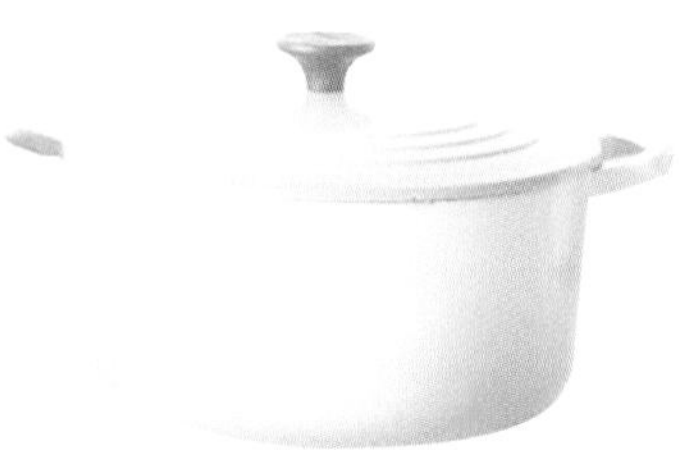

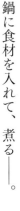

それだけで、野菜やきのこ、肉、魚介類、大豆製品、発酵食品といった自然の「**おいしさ**」と「**栄養**」をまるごと吸収できます。

自然の食材には、体と心の健康に必要な栄養が凝縮されています。

スープなら、その自然の恵みをふんだんに取り入れることができるのです。

本書では、女性の悩みを解決する50のスープレシピを紹介します。

◎「**皮下脂肪を減らす**」には ⬇ エビと豆腐のサンラータン

◎「**肌ツヤツヤ**」には ⬇ 濃厚パンプキンシチュー

◎「**疲れた心を癒す**」には ⬇ 天使のクラムチャウダー

◎「**お通じ改善**」には ⬇ ブロッコリーの禅カレースープ……。

体がぽかぽか温まり、元気がわいてくるものばかりです。

調理時間はすべて10分以内。

忙しい朝でも、疲れた夜でも、さっとつくれます。

せわしない暮らしのなかに、1杯のスープのぬくもりをお届けできたら、嬉しいです。

藤井香江

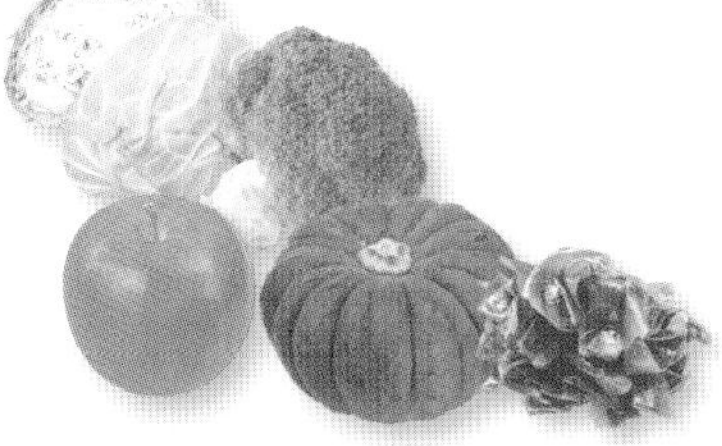

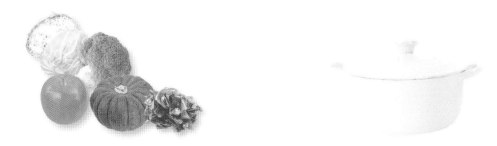

⑦「免疫低下」を解決！

風邪もウイルスも撃退！

強力な殺菌作用があるアリシンやネギオール、皮膚や粘膜を丈夫にするカロテンなどがたっぷりのスープで免疫アップ！

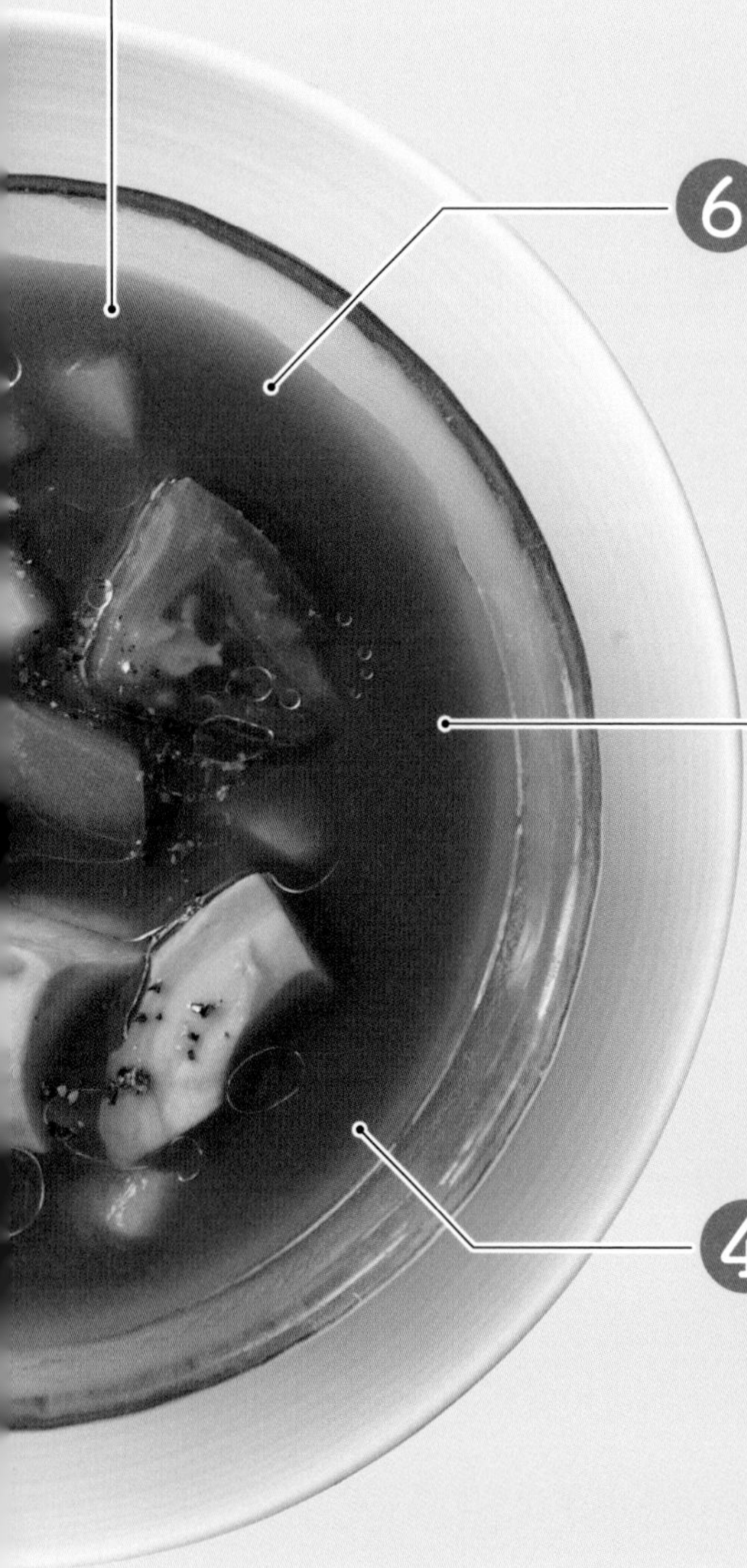

⑥「ストレス」を解決！

自律神経を整える

イライラを抑制するアビオイル、酸化から体を守るビタミンE、精神を安定させるラクチュコピクリンなどを効率的にとる。

⑤「老化」を解決！

体の中からきれいになる

抗酸化のビタミンACE、肌再生や老化防止に役立つビタミンB_2、美肌をつくるビタミンAなどで体の中からきれいに。

④「便秘」を解決！

お腹スッキリで絶好調！

腸内環境を整えるペクチン、腸内細菌のエサになるレジスタントスターチ、毒素を排出するグルコマンナンなどで腸を元気に。

簡単! おいしい! ヘルシー!

本書のスープの7大メリット!

本書では、女性が特に気になる7つの悩みごとに章を分け、
それぞれの症状を解決するスープを厳選、紹介します。

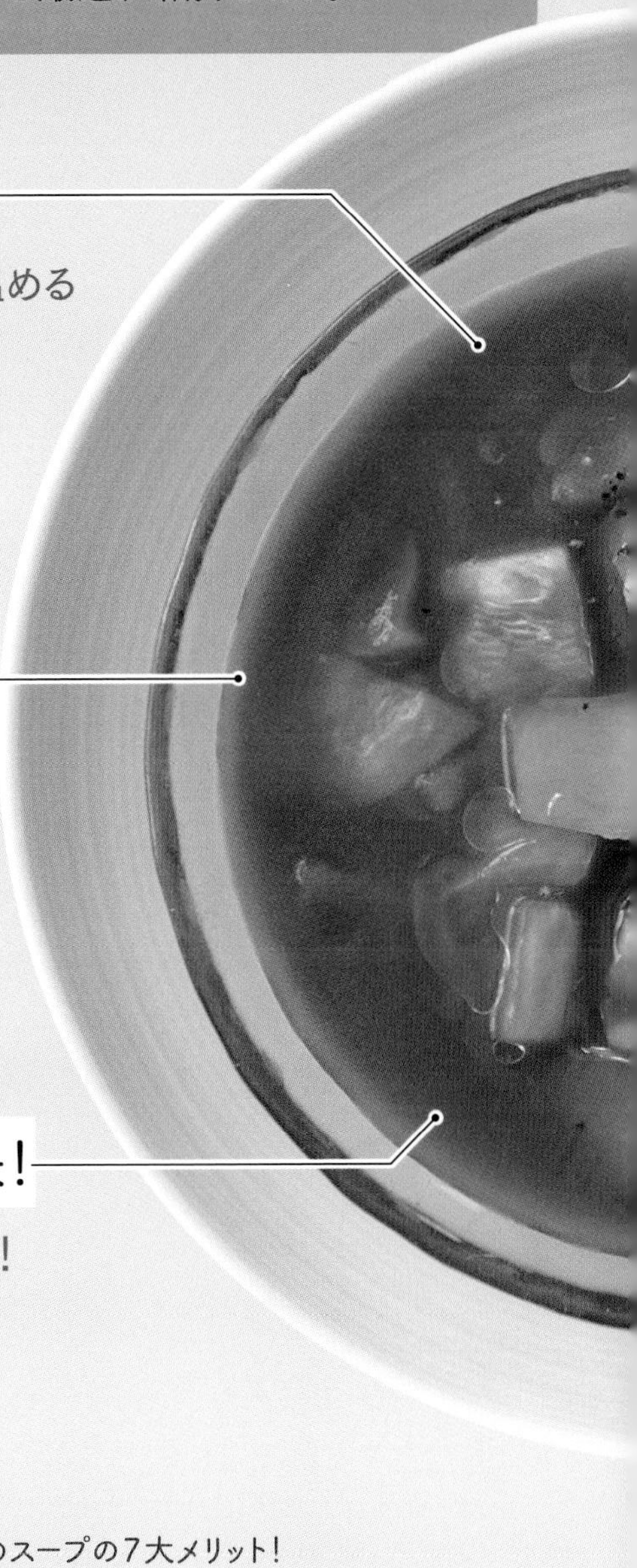

1「冷え」を解決!

代謝を上げて、体をぽかぽか温める

体熱をつくるタンパク質、血行をよくする鉄やビタミンA、新陳代謝を活発にするビタミンB群などが豊富なスープを厳選。

2「疲れ」を解決!

内臓をやさしく癒し、元気回復!

肝臓の働きを高めるセサミン、タウリン、胃壁を守るムチン、消化酵素ジアスターゼなどをスープでまるごと摂取。

3「太り気味」を解決!

低脂質 & 低カロリーでも大満足!

食物繊維、中性脂肪を減らすEPA、抗酸化力の強いアスタキサンチン、新陳代謝を活発にするヨードなどでムダな贅肉を撃退。

『女性の悩みはすべて「スープ」で解決する』◇もくじ

5章 「加齢」を解決！ 肌・髪……若さがよみがえるスープ

6章 「ストレス」を解決！ 心が落ち着き、気持ちが静まるスープ

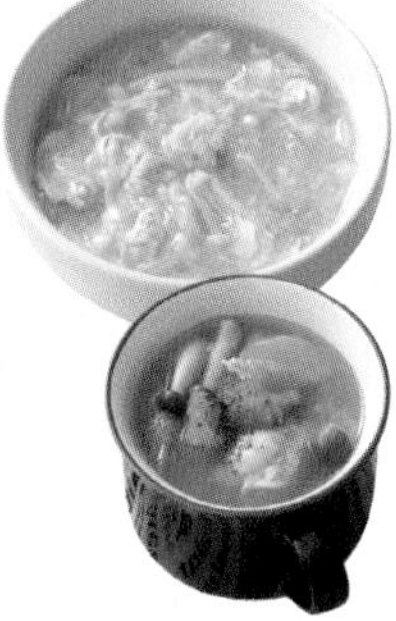

さらにおいしさアップ！
「蒸しいため」のコツ

スープのつくり方は基本3種類。
①具に水分を足して煮る。
②具を油でいためてから、水分を足して煮る。
③具を「蒸しいため」にしてから、水分を足して煮る。
ここでは、覚えておくと便利な③「蒸しいため」の調理法を紹介！

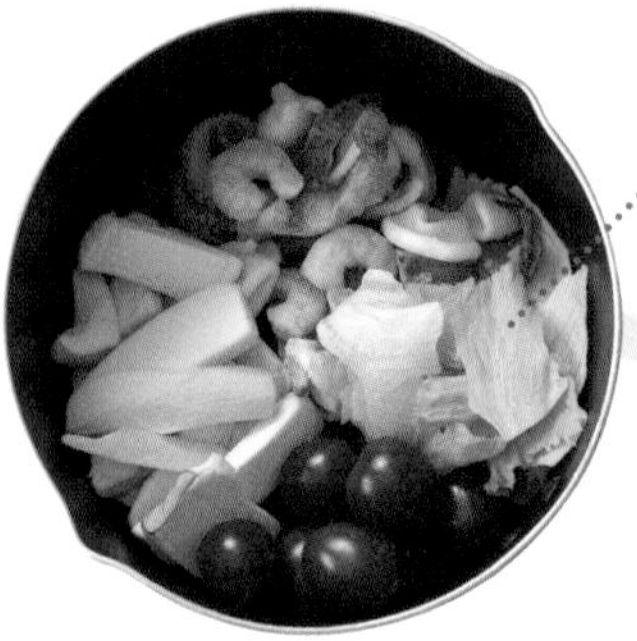

STEP 1

材料を鍋に入れる。

材料（2人分）　油：小さじ1/2、
塩：ひとつまみ、水：50ml
具材（蒸しいためで使用）：200g以内

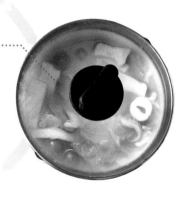

STEP 2

ぴっちりふたをして3分、強火にかける。

鍋の中の水蒸気を高温で対流させるので、ふたは湯気の出ないものを使う。

＊穴があるふたは細長く棒状にしたアルミホイルでふさぐ。

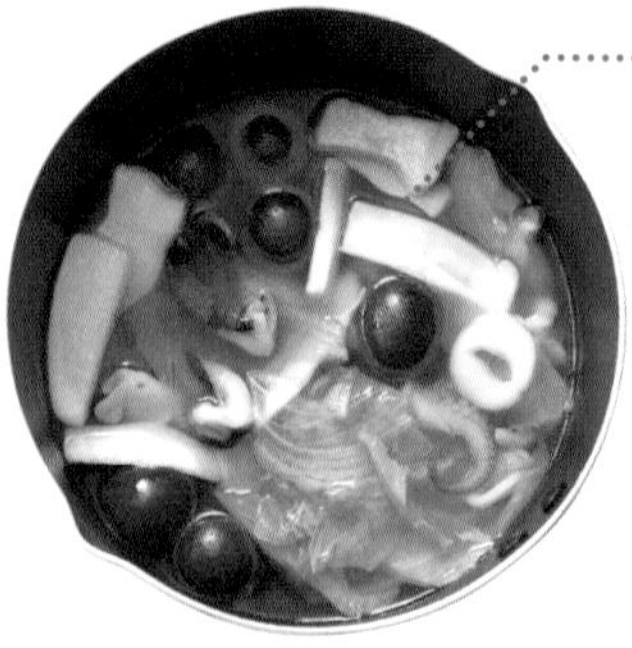

STEP 3

水分を足す。

▶ 水分を加えてスープ状にする。
水分量の目安：300〜400ml
加熱時間が長いと水分が蒸発します。必要に応じて水分を足し、好みの濃度に調整しましょう（目安：50〜100ml）。

▶ 味見をする
足りないようなら調味料を足します。ひと口目はちょっと薄いくらい、飲み干すまでに、ちょうどいい味つけがベスト。

時短でうま味を引き出す10分レシピ！

「おいしいスープ」のつくり方

本書のスープは、すべて10分以内にできる簡単レシピ。ここでは、ちょっとした工夫で、おいしさを倍増させるコツを紹介します。

1 いためる・蒸しいため！時短でうま味アップ

いためて香ばしさを加えたり、油、塩、水を加えて、一気に加熱すると、素材のうま味が引き出され、短時間でもおいしく仕上がります！

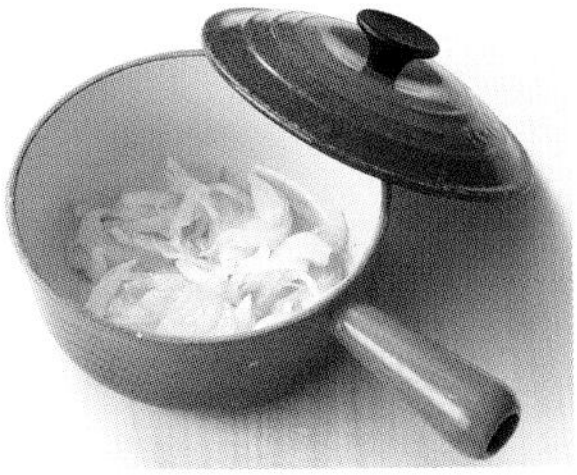

2 ルールを覚えれば、目分量でOK！

2人分のスープの具材は、500mlの計量カップ約1杯分、水分は300～400ml。このルールを覚えれば、目分量でもつくれます。

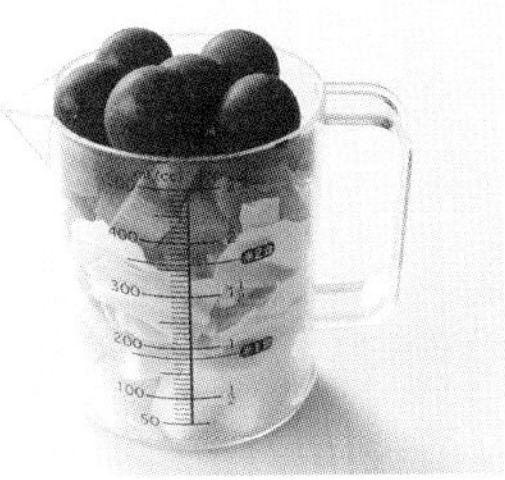

3 市販の調味料・ストック食材も賢く利用

鶏がらスープの素や顆粒コンソメ、麺つゆ、白だしなどの調味料、チューブ入りのにんにく、しょうが、缶詰や乾物を賢く使いましょう。

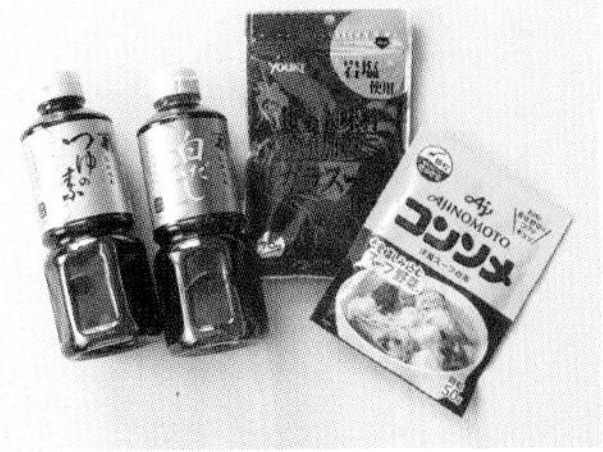

本書のルールと使い方

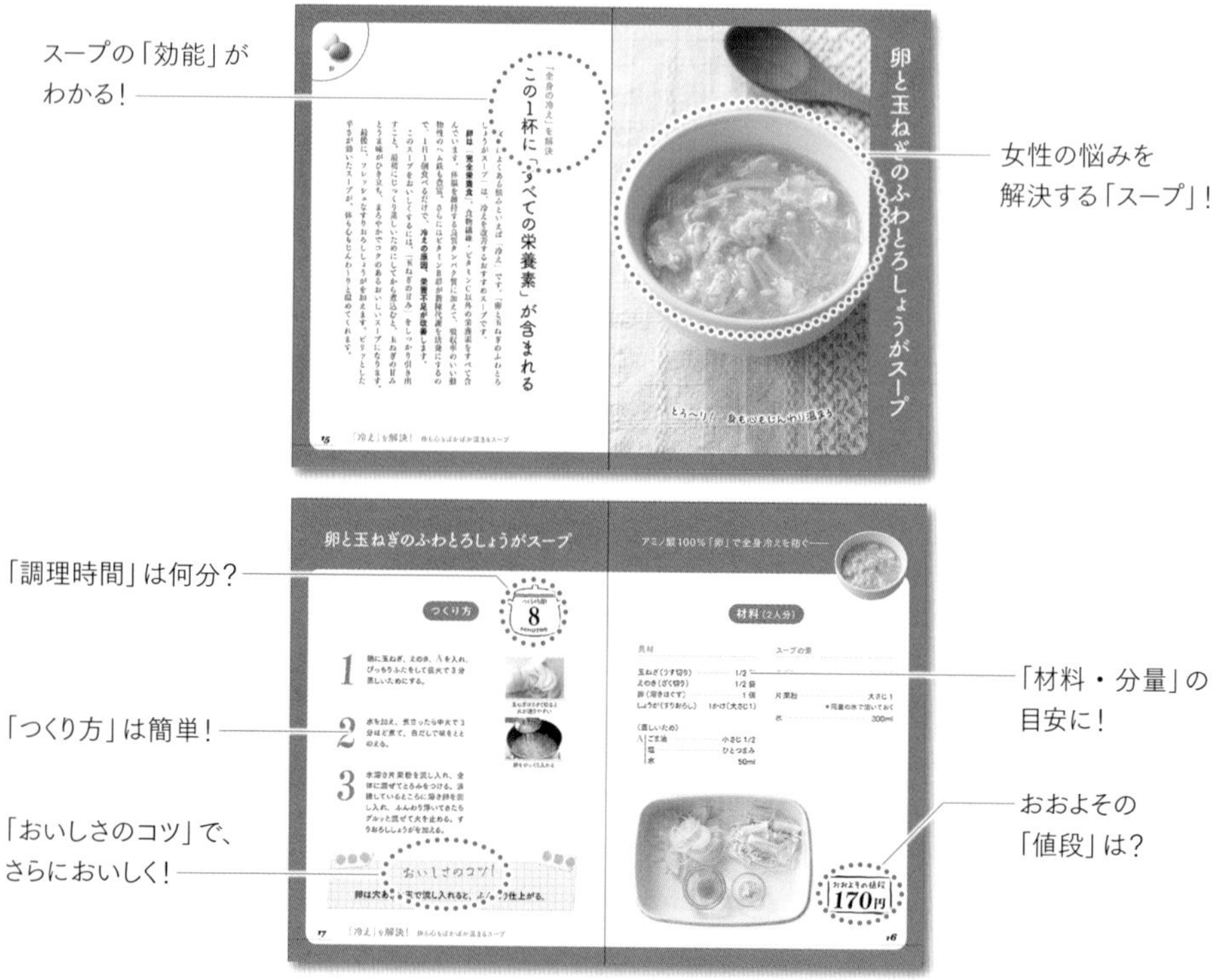
スープの「効能」がわかる!
女性の悩みを解決する「スープ」!
「調理時間」は何分?
「つくり方」は簡単!
「おいしさのコツ」で、さらにおいしく!
「材料・分量」の目安に!
おおよその「値段」は?
卵と玉ねぎのふわとろしょうがスープ
この1杯に「すべての栄養素」が含まれる
つくり方
材料(2人分)
170円

- 時短調理を重視し、材料は便利な水煮、冷凍食品、缶詰を利用しています。
- にんにくやしょうがのすりおろしは市販のチューブで代用できます。
- 材料の下処理はレシピページの具材に（　）で表記。例：長ネギ（小口切り）。野菜を洗うなど、細かな下処理の記述は省略しています。
- レシピページの材料は、具材、スープの素、好みのトッピングで構成されています。好みのトッピングは写真にないものもあります。
- 本書の写真は1人分。レシピは用途により1～2人分です。
- 油は無色透明に近いもの（例：サラダ油、こめ油、なたね油、太白ごま油等）、ご家庭にあるものをお使いください。
  イタリア風はオリーブ油、中華風は飴色のごま油がおすすめです。
- 価格は大手スーパーの値段を目安にしています。
- 小さじ1は5ml、大さじ1は15ml（cc）、1カップは200ml（cc）です。
- 電子レンジの加熱時間は600Wのものが基準です。メーカーや機種により異なる場合がありますので、様子をみながら調整してください。
- スープの水分が足りなければ、適量の水を加えてください。分量は目安です。味をみて加減してください。
- 本書は健康促進が目的です（病気の治療は対象外です）。

1
章

「冷え」を解決！
体も心もぽかぽか
温まるスープ

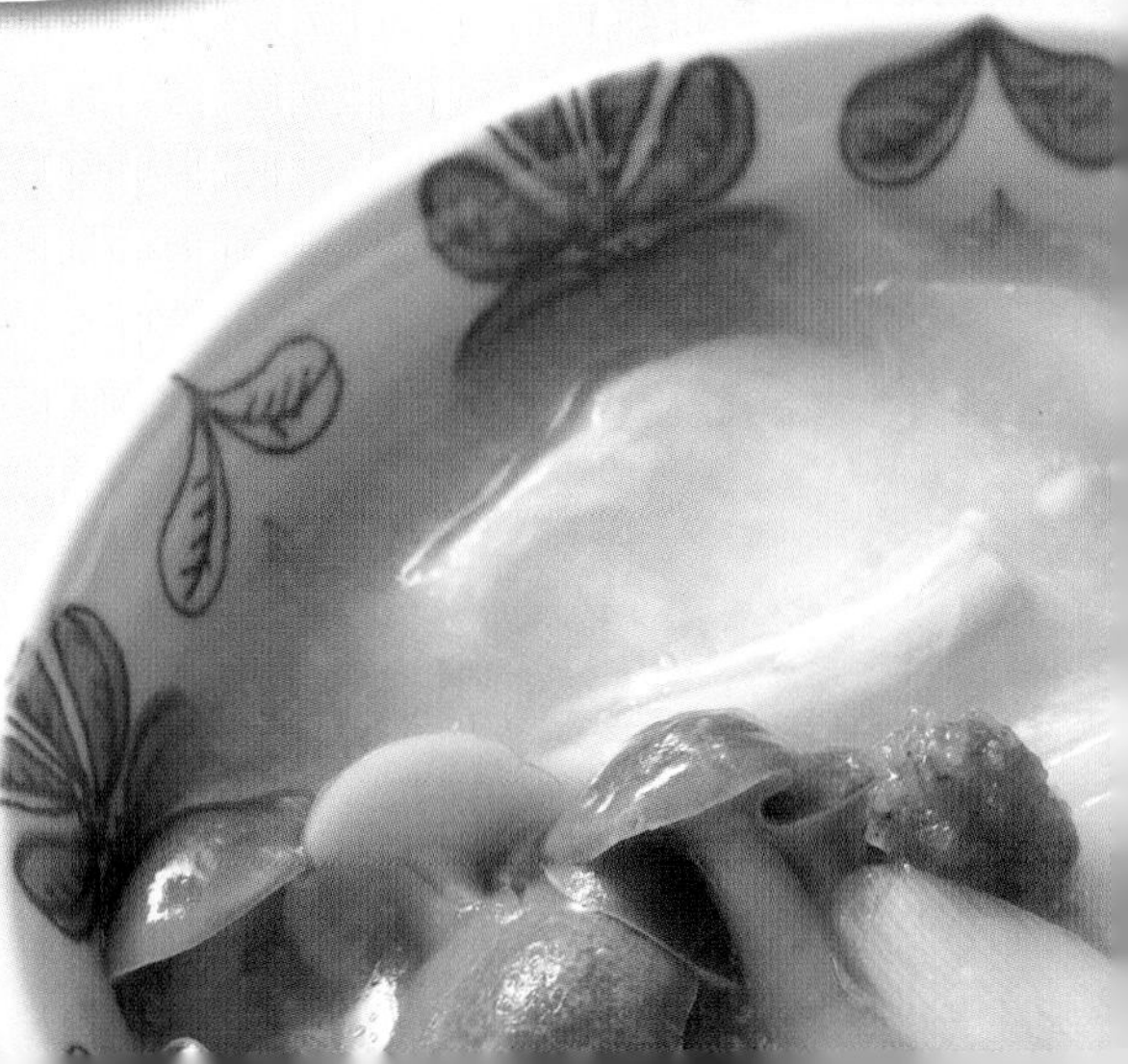

卵と玉ねぎのふわとろしょうがスープ

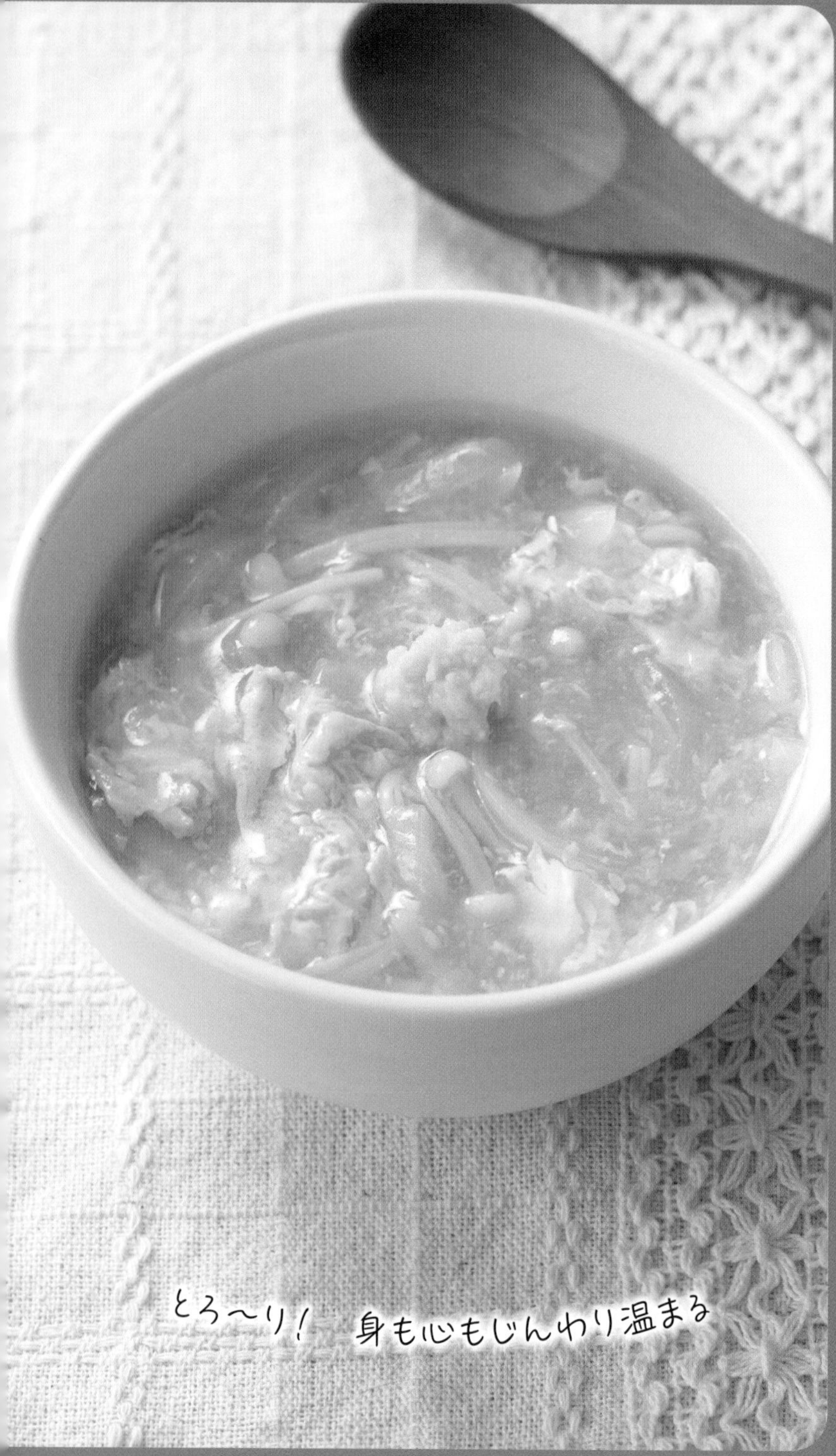

とろ〜り！　身も心もじんわり温まる

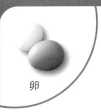

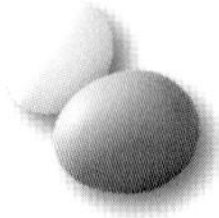

卵

「全身の冷え」を解決

この1杯に「すべての栄養素」が含まれる

女性によくある悩みといえば「冷え」です。「卵と玉ねぎのふわとろしょうがスープ」は、冷えを改善するおすすめスープです。

卵は「**完全栄養食**」。食物繊維・ビタミンC以外の栄養素をすべて含んでいます。体温を維持する良質タンパク質に加えて、吸収率のいい動物性のヘム鉄も豊富。さらにはビタミンB群が新陳代謝を活発にするので、１日１個食べるだけで、**冷えの原因、栄養不足が改善**します。

このスープをおいしくするには、「玉ねぎの甘み」をしっかり引き出すこと。最初にじっくり蒸しいためにしてから煮込むと、玉ねぎの甘みとうま味がひき立ち、まろやかでコクのあるおいしいスープになります。

最後に、フレッシュなすりおろししょうがを加えます。ピリッとした辛さが効いたスープが、体も心もじんわ〜りと温めてくれます。

アミノ酸100％「卵」で全身冷えを防ぐ――

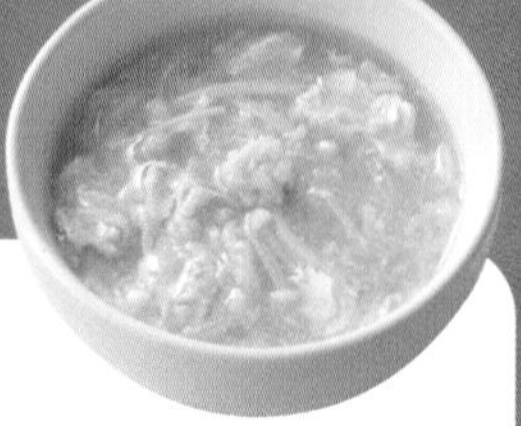

材料（2人分）

具材

玉ねぎ（うす切り）――1/2 個
えのき（ざく切り）――1/2 袋
卵（溶きほぐす）――1 個
しょうが（すりおろし）――1かけ（大さじ1）

〈蒸しいため〉

A
ごま油――小さじ 1/2
塩――ひとつまみ
水――50ml

スープの素

白だし――大さじ 1

片栗粉――大さじ 1
＊同量の水で溶いておく

水――300ml

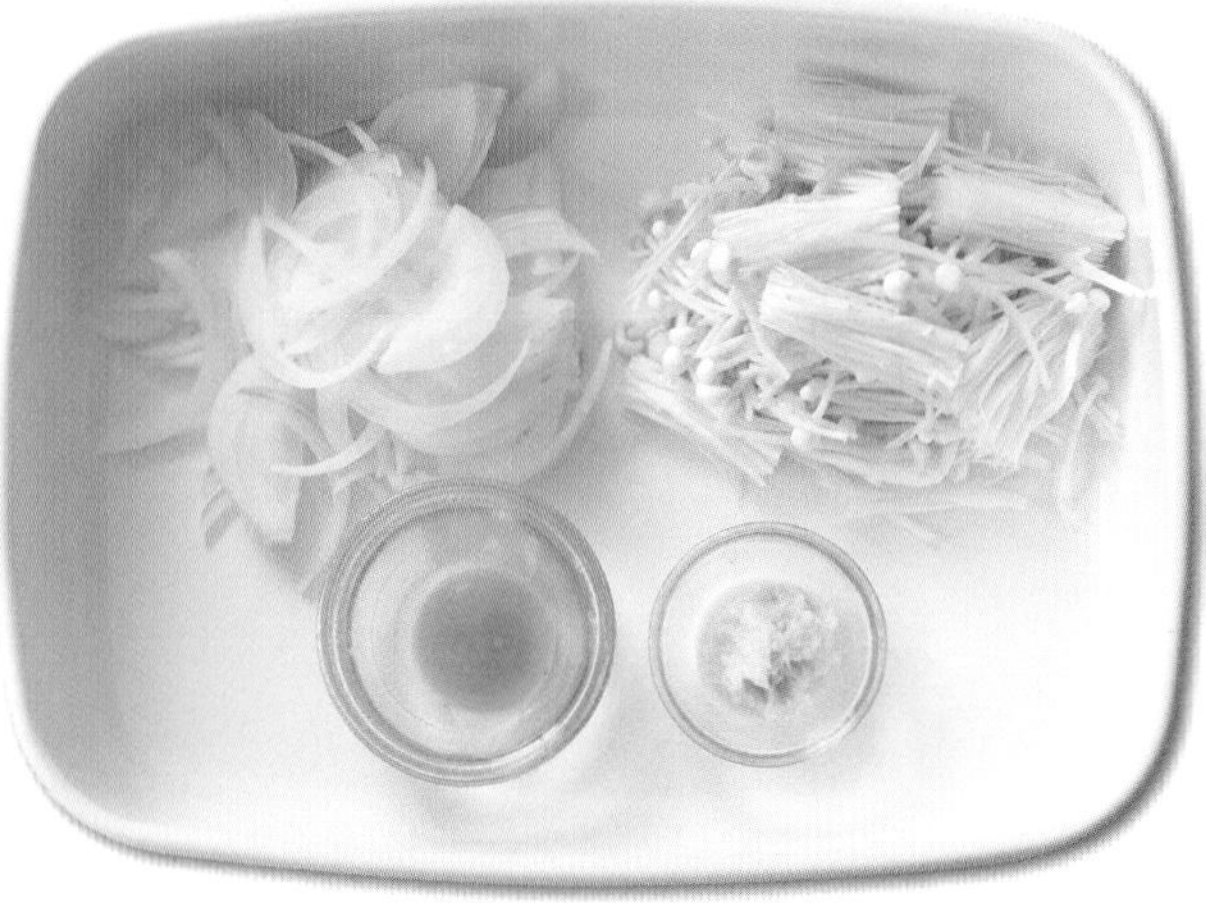

おおよその値段
170円

卵と玉ねぎのふわとろしょうがスープ

つくる時間
8
MINUTES

つくり方

1 鍋に玉ねぎ、えのき、Aを入れ、ぴっちりふたをして強火で3分蒸しいためにする。

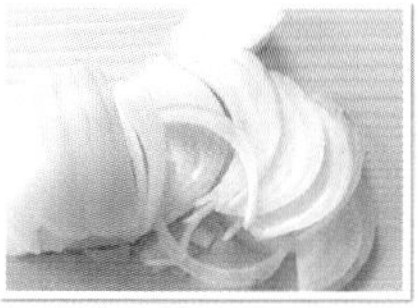
玉ねぎはうすく切ると
火が通りやすい

2 水を加え、煮立ったら中火で3分ほど煮て、白だしで味をととのえる。

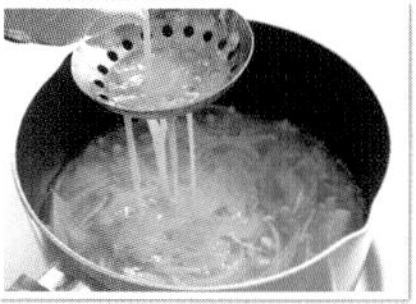
卵をゆっくり入れる

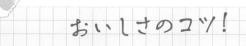

3 水溶き片栗粉を流し入れ、全体に混ぜてとろみをつける。沸騰しているところに溶き卵を回し入れ、ふんわり浮いてきたらグルッと混ぜて火を止める。すりおろししょうがを加える。

おいしさのコツ！

卵は穴あきお玉で流し入れると、ふんわり仕上がる。

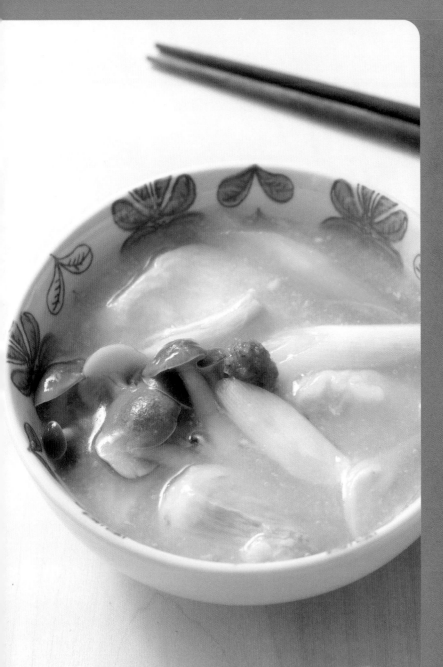

鶏むね肉と長ねぎのゆずこしょうスープ

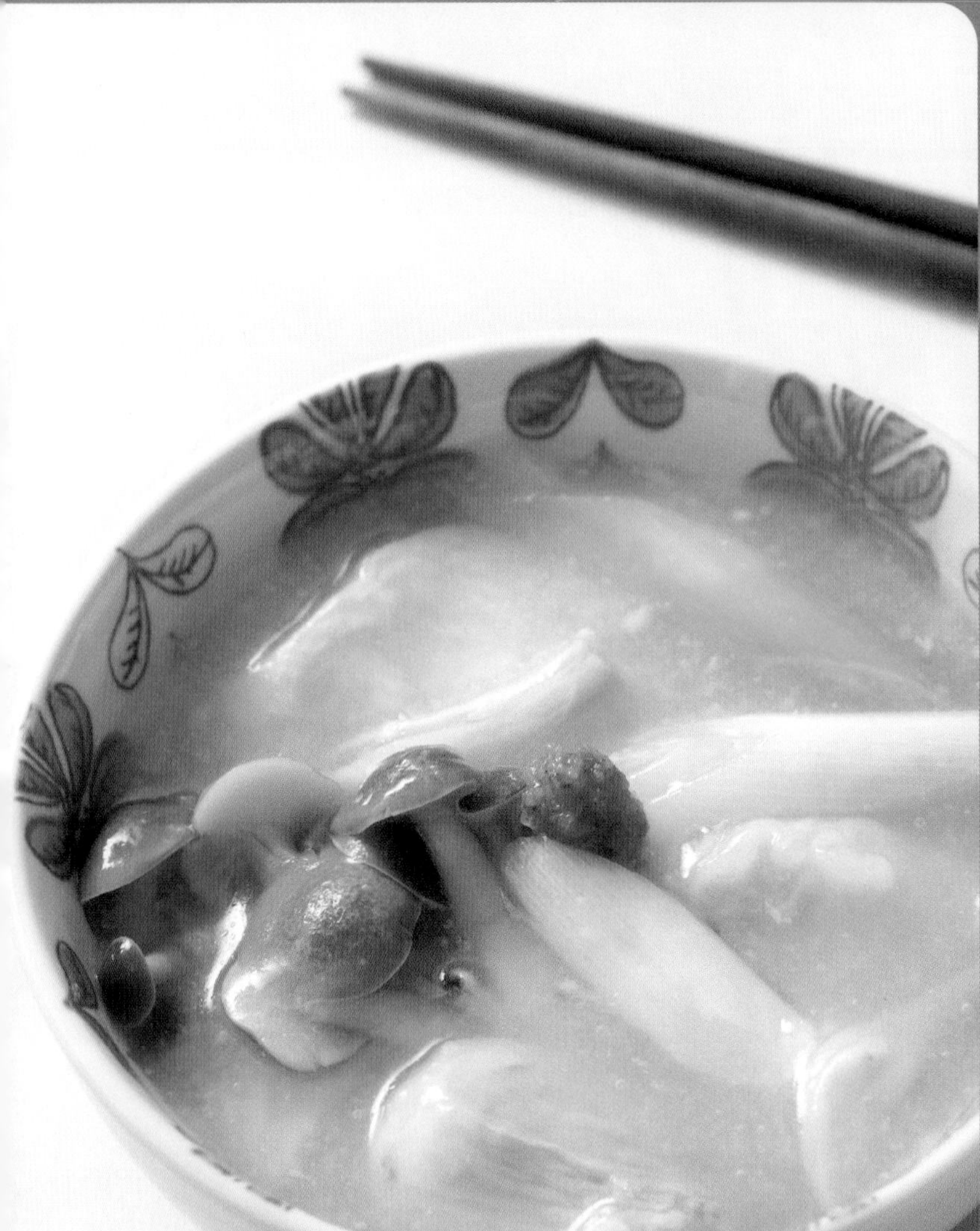

ピリッと辛くて爽やかなゆずの香り

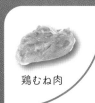

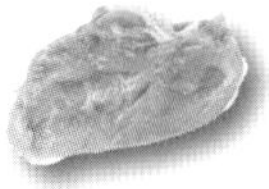

鶏むね肉

「下半身の冷え」を解決

「最高のタンパク源」をおいしく頂く

下半身の冷えには、「鶏むね肉と長ねぎのゆずこしょうスープ」がおすすめです。女性の下半身が冷えるのは、主に**筋肉不足**と**血行不良**が原因。このスープは、その2つを同時に解決してくれるのです。

鶏むね肉は熱を生み出す最強食材。筋肉の材料となる良質なタンパク質や、効率よくエネルギーをつくるアミノ酸、アルギニンという成分が豊富です。長ねぎの香気成分、硫化アリルが全身の血流を促します。

このスープをおいしくするには、ゆずこしょうを加えること。淡白な鶏むね肉と相性がよく、爽やかでパンチのある辛みが、スープの奥深さをアップ。ひと口食べれば、とろとろの長ねぎからジュワーとうま味があふれ出し、しっとり柔らかな鶏むね肉との食感のバランスも絶妙です。食卓の定番メニューとして、とり入れたいスープです。

1日100グラムの鶏むね肉で
下半身冷えを防ぐ!——

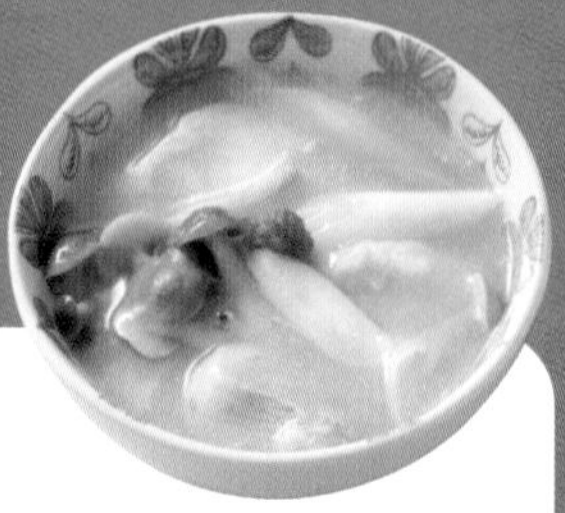

材料（2人分）

具材

鶏むね肉（そぎ切り）	150g
長ねぎ（斜め切り）	1 本
しめじ（小房）	1 パック
あれば 片栗粉	小さじ 1

〈蒸しいため〉

A	ごま油	小さじ 1/2
	塩	ひとつまみ
	水	50ml

スープの素

白だし	大さじ 1
ゆずこしょう	小さじ 1
水	300ml

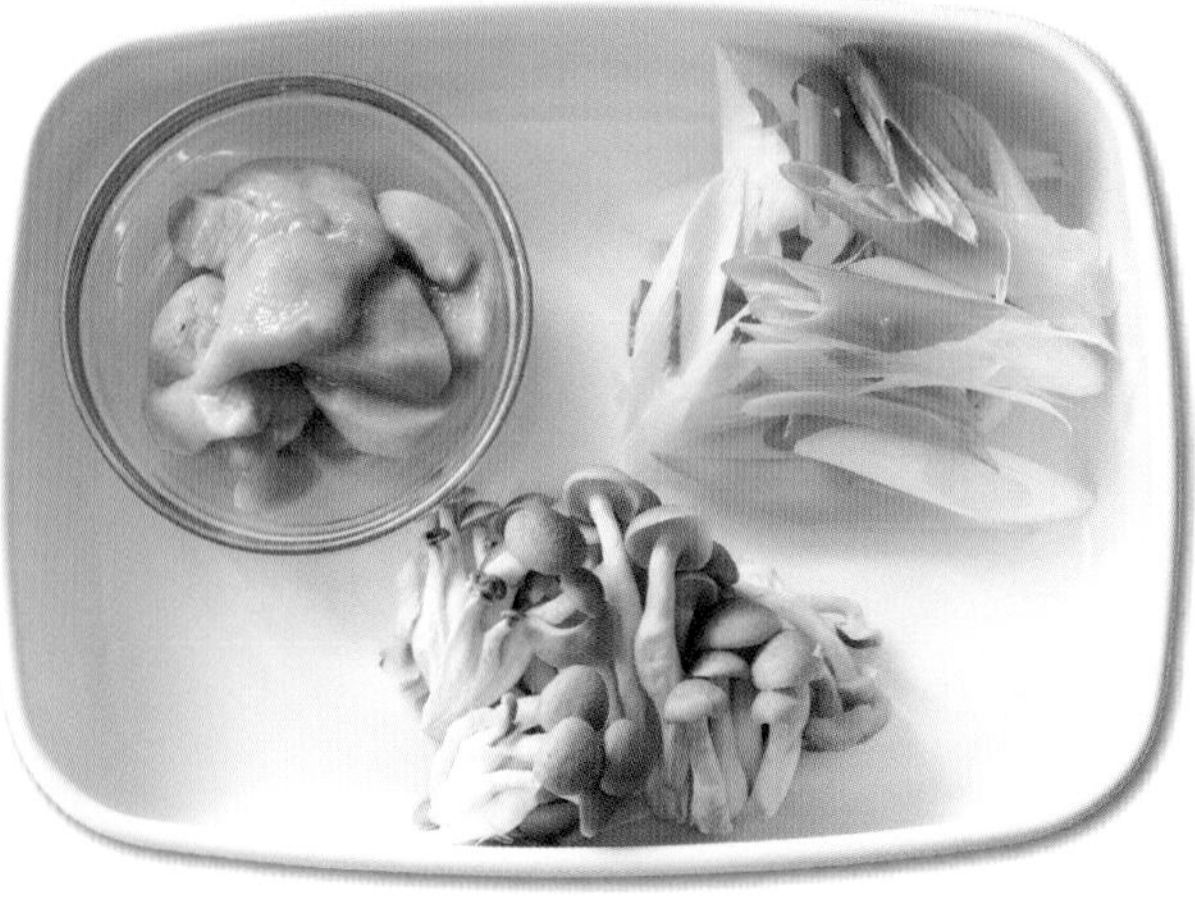

おおよその値段
230円

鶏むね肉と長ねぎのゆずこしょうスープ

つくり方

つくる時間
8
MINUTES

下準備

ポリ袋に鶏むね肉、片栗粉を入れ、袋の口を閉じて振り、全体にまぶす。

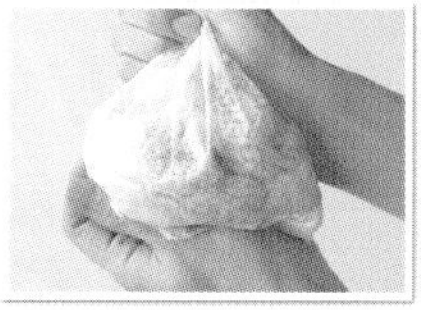

軽く空気を入れ
上下左右に振る

1 鍋に長ねぎとしめじ、Aを入れてぴっちりふたをして強火で3分蒸しいためにする。

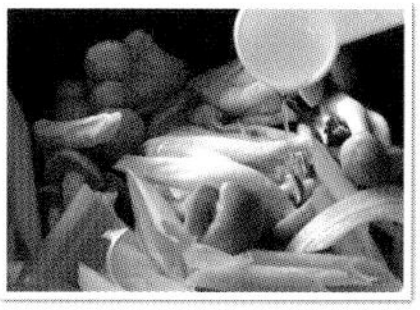

油を全体に回し入れる

2 鶏むね肉、水を加え、沸騰したら中火にして、鶏肉に火が通るまで3分ほど煮る。
白だし、ゆずこしょうで味をととのえる。

おいしさのコツ!

鶏むね肉は片栗粉をまぶし、煮るとやわらかく仕上がる。

ツナと豆の豆乳カレースープ

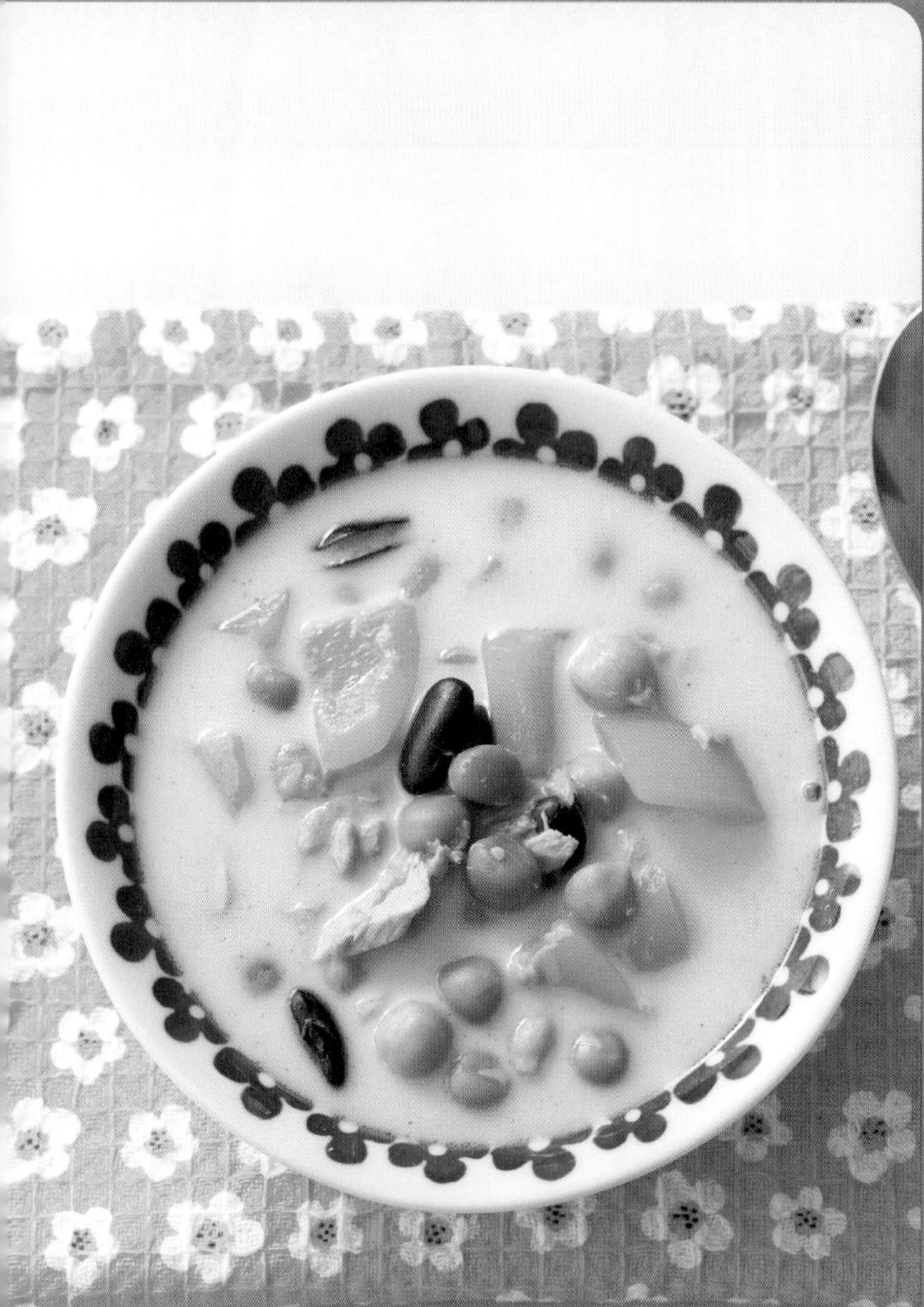

ツナがうまい! スパイシーなカレーの香り

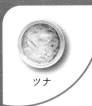

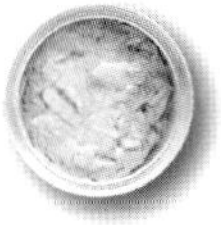

ツナ

「手足の冷え」を解決

魔法のスパイス「カレー」のすごい効能

手足が冷えるときは「ツナと豆の豆乳カレースープ」が効果的です。手足が冷えるのは過度なダイエットや食事制限で栄養不足となり、熱がつくれないから。このスープは栄養不足が原因の**末端冷えに効きます**。

カレー粉は食欲を増進させる魔法のスパイス。体を温めるにんにく、しょうが、食欲が増すクミンなど、**冷えを撃退する成分が豊富**です。

このスープをおいしくするには、ツナ缶を汁ごと使うこと。汁はうま味成分がたっぷり。わざわざ、玉ねぎを炒めてコクを出さなくても、豆のうま味をミックスさせれば、時短でコクのあるカレーがつくれます。

最後に、豆乳を加えるとピリッと辛いのに後味はマイルド。とろり濃厚、絶妙なカレーになります。豆乳は沸騰させると分離しやすいので、温める程度に火を入れましょう。

末端冷えの魔法スパイスは「カレーパウダー」——

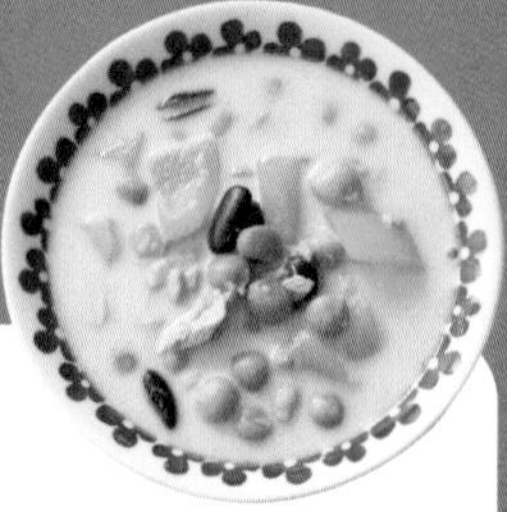

材料（2人分）

具材

ツナ缶（ノンオイル）―― 1 缶
ミックスビーンズ ―― 1 缶（120g）
パプリカ（角切り）―― 1 個

〈蒸しいため〉
A
なたね油 ―― 小さじ 1/2
塩 ―― ひとつまみ
水 ―― 50ml

スープの素

B
顆粒コンソメ ―― 小さじ 2
カレー粉 ―― 小さじ 1
水 ―― 200ml

豆乳（無調整）―― 100ml

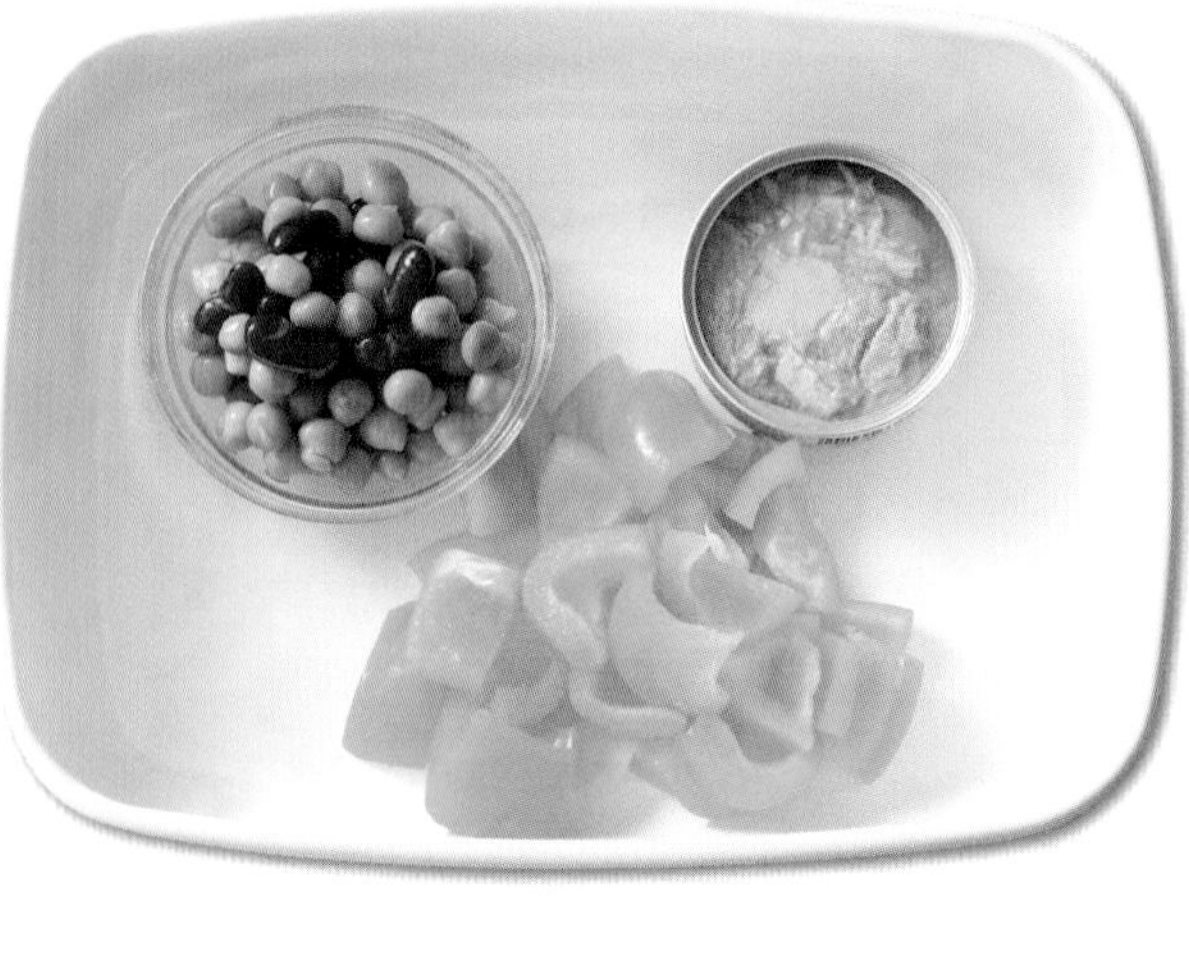

おおよその値段
250円

ツナと豆の豆乳カレースープ

つくる時間
9
MINUTES

つくり方

1 鍋にパプリカ、Aを入れ、ぴっちりふたをして強火で３分蒸しいためにする。

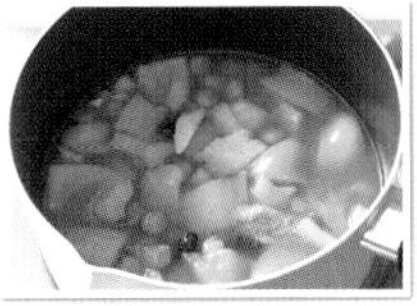
カレー粉を入れて
よく混ぜる

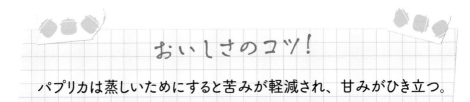

2 Bとツナ、ミックスビーンズを加え、沸騰したら中火にして、５分ほど煮る。
豆乳を加えて沸騰させないように温める。

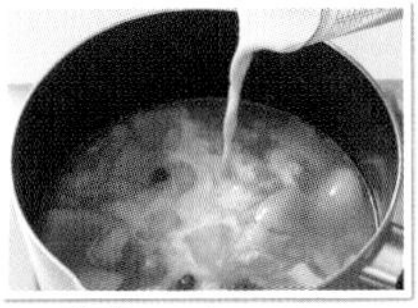
沸騰させないように
注意する

おいしさのコツ！

パプリカは蒸しいためにすると苦みが軽減され、甘みがひき立つ。

鶏肉の薬膳サムゲタン

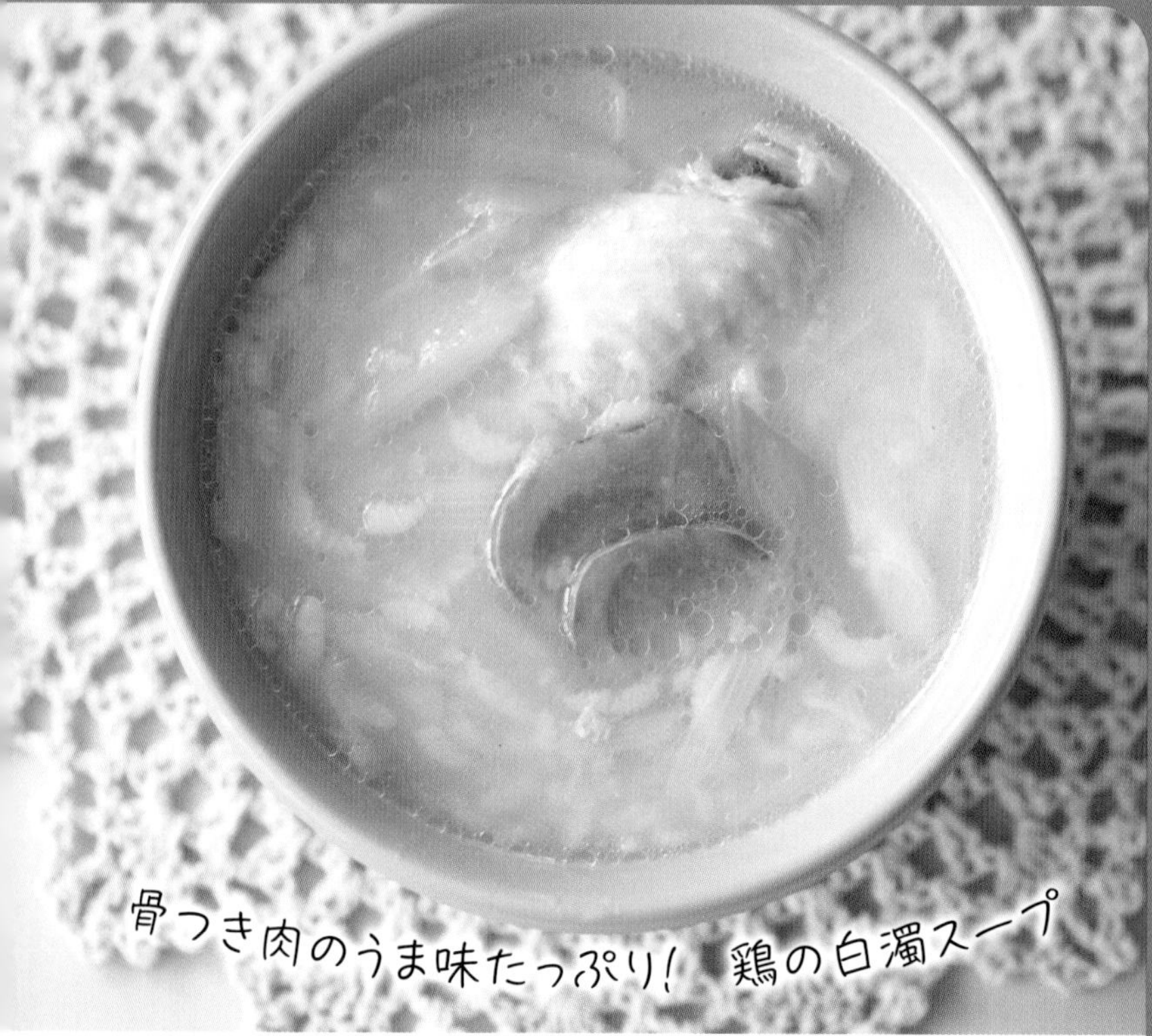

骨つき肉のうま味たっぷり！　鶏の白濁スープ

つくり方

1 すべての材料を鍋に入れ、ぴっちりふたをして強火にかける。

2 沸騰したら、中弱火にして 8 分ほど煮る。

材料（2人分）

具材

鶏手羽	4 本
長ねぎ（斜め切り）	1/2 本
ご飯	大さじ 4
にんにく（薄切り）	1 片
しょうが（薄切り）	1 かけ

スープの素

塩、ごま油	各小さじ 1/2
酒	大さじ 1
水	300ml

おいしさのコツ！

生のしょうが、にんにくで奥深い味わいに。

つくる時間 9 MINUTES

おおよその値段 240円

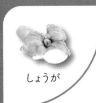

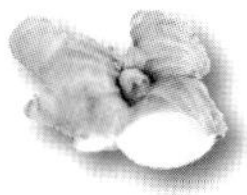

しょうが

「お腹の冷え」を解消

体が芯から温まる「薬膳」の力

お腹がヒンヤリする——それなら「鶏の薬膳サムゲタン」をどうぞ。**腹冷えの主な原因はストレス**。内臓への血の巡りを悪くするからです。このスープが腹冷えに効く秘密は、鶏肉としょうがの組み合わせにあります。**鶏肉**は漢方では**血をつくる食材**。体を温めるビタミンAが豊富で、消化吸収もよく、弱った腸への負担もかかりません。**しょうがは冷えの特効薬**。ストレスで下がった免疫力を高めて、腹冷えを防ぎます。

このスープをおいしくするには、しょうがの辛み、にんにくのコク、長ねぎの甘みをブレンドすること。鍋の中で食材が見事に調和して、最後まで飲み干したくなる味に仕上がります。

湯気から漂うサムゲタン独特の香り。鶏だしのうま味が溶け出したスープは、食べるほどに体に染みわたり、芯からじわーっと温まります。

濃厚ビーフシチュー

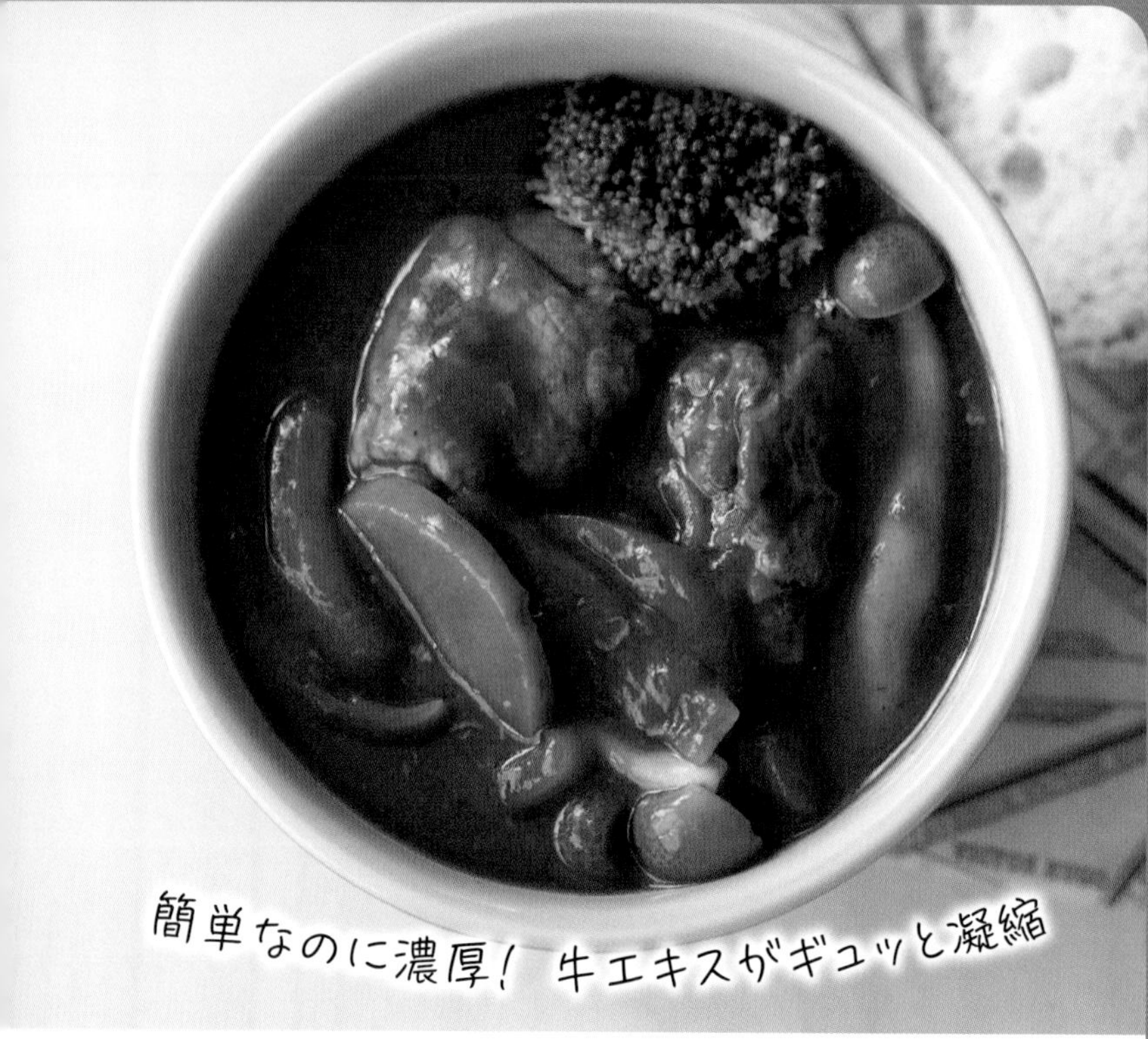

簡単なのに濃厚！ 牛エキスがギュッと凝縮

つくり方

下準備
牛薄切り肉は 1 枚ずつ、端からクルクル巻く

1 鍋に玉ねぎとにんじん、A を入れて、ぴっちりふたをして強火で 3 分蒸しいためにする。

2 しめじ、ブロッコリー、巻き終わりを下にした牛肉、B を混ぜて入れ、中火で 5 分ほど煮る。

＊アクがあればとる。

材料（2 人分）

具材

玉ねぎ（薄切り）	1/2 個
牛薄切り肉	150g
しめじ（小房）	1/2 房
ブロッコリー（冷凍）	8 房
にんじん（薄切り）	1/2 本

〈蒸しいため〉

A	なたね油	小さじ 1/2
	塩	ひとつまみ
	水	50ml

スープの素

B	デミグラスソース	1/2 缶
	顆粒コンソメ、ケチャップ	各大さじ1
	水	100ml

つくる時間 9 MINUTES

おおよその値段 340円

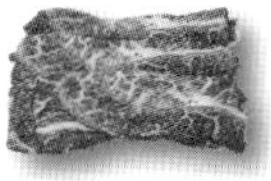

牛薄切り肉

鉄分の宝庫・牛肉を楽しむ。温まる

「万年の冷え」も解決

　女性の万年冷えは、「濃厚ビーフシチュー」で解決しましょう。

　年中、体が冷えるのは**貧血が原因**のケースが多いです。体が酸欠状態になると、冷えやめまいなどの症状が現れます。そこで、貧血冷えを撃退する絶好の食材、牛肉の出番。**牛肉は体内への吸収率がよいヘム鉄をたっぷり**含みます。鉄はビタミンCの多いブロッコリーと食べ合わせると吸収率が上がり、スタミナもアップ！　貧血改善に役立ちます。

　このスープをおいしくするには、薄切り肉をロール状にして塊肉にすること。噛み応えはもちろん、見た目も豪華になり、薄切り肉なのに、噛むほどに肉汁がジュワーッとあふれる感動を味わえます。

　便利な市販のデミグラスソース缶を使えば、まるで洋食屋さんの本格派シチューが家庭で簡単につくれます。おもてなしにも最適の一品です。

納豆の発酵カルボナーラ

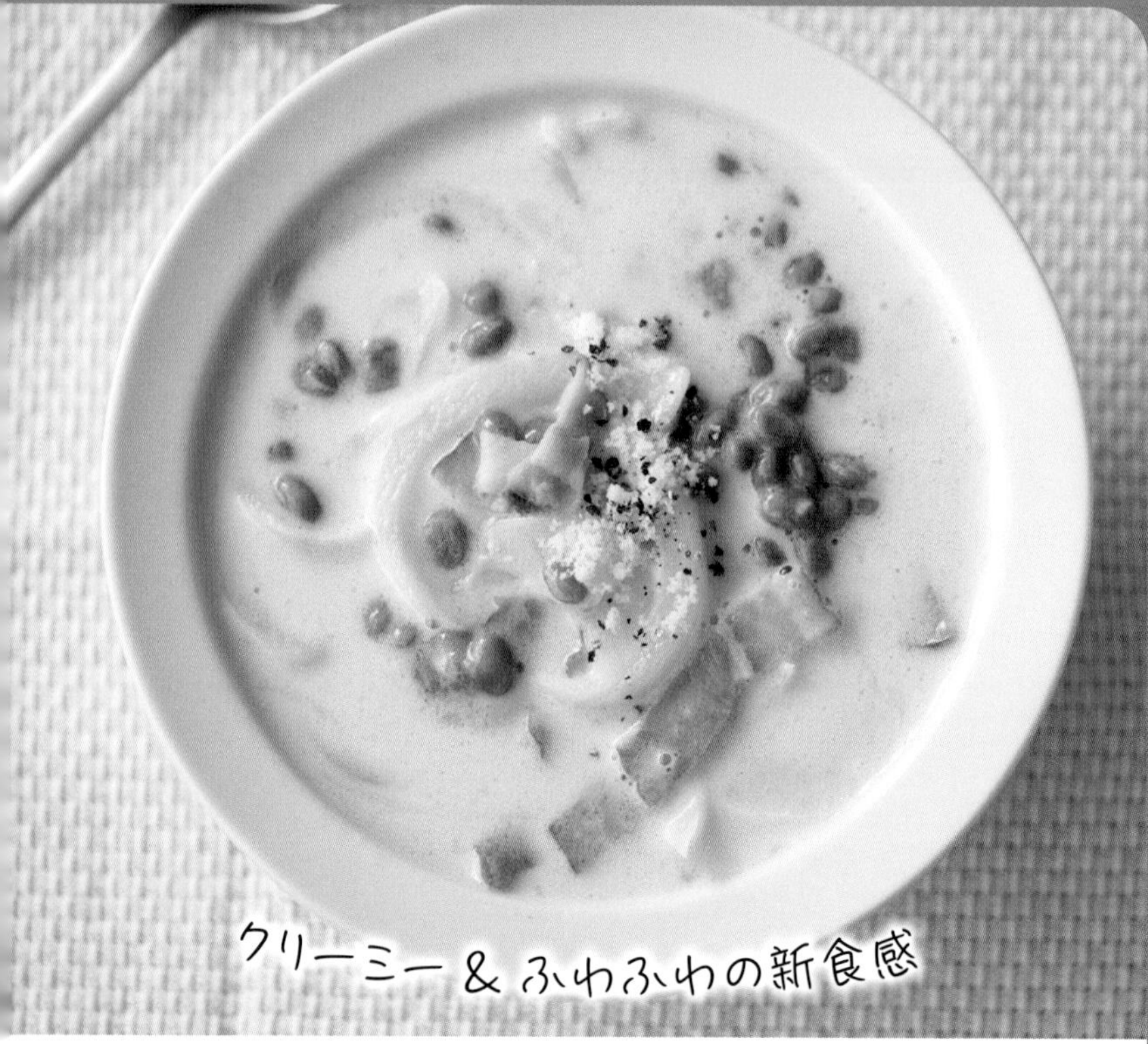

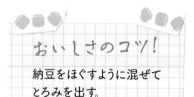

つくる時間 5 MINUTES

おおよその値段 200円

つくり方

1 鍋にベーコン、玉ねぎ、Aを入れ、ぴっちりふたをして強火で3分蒸しいためにする。

2 豆乳を加え、沸騰しないように中火で温め、納豆を加え、Bで味をととのえる。
器に盛り、卵黄をのせる。

おいしさのコツ！

納豆をほぐすように混ぜてとろみを出す。

材料（2人分）

具材

納豆 ―― 2パック
ベーコン（短冊切り）―― 2枚（35g）
玉ねぎ（薄切り）―― 1/2個

〈蒸しいため〉

A
なたね油 ―― 小さじ1/2
塩 ―― ひとつまみ
水 ―― 50ml

スープの素

B
麺つゆ（3倍濃縮）―― 大さじ1
粉チーズ ―― 大さじ1

豆乳（無調整）―― 300ml
あれば　卵黄 ―― 2個

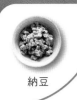

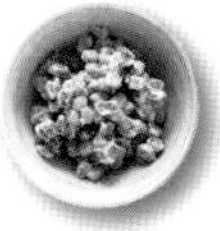

納豆

「生理痛」がラクになる

とろ〜り「濃厚な卵黄」がクセになる

つらい生理痛から解放されたい――そんな女性の願いをかなえてくれるスープが、「納豆の発酵カルボナーラ」です。

生理の痛みは**女性ホルモンのバランスの乱れ**によって悪化することがあります。納豆は女性ホルモンに似た働きをするイソフラボンを豊富に含むため、女性ホルモンのバランスを整える作用があるのです。さらに納豆菌がつくり出す酵素、**ナットウキナーゼ**が血行をよくし、**骨盤内の血の巡りをよくする**ことで、生理の痛みを緩和してくれます。

このスープをおいしくするには、納豆と豆乳を合わせること。納豆独特の粘りと臭みを豆乳がマイルドに包み込み、大豆独特の甘みとコクが増して、おいしくなります。最後にザ・カルボナーラの決め手「卵黄」の出番。とろ〜り濃厚な卵黄が納豆と絡み合い、クセになるスープです。

豚肉ともやしの担々風スープ

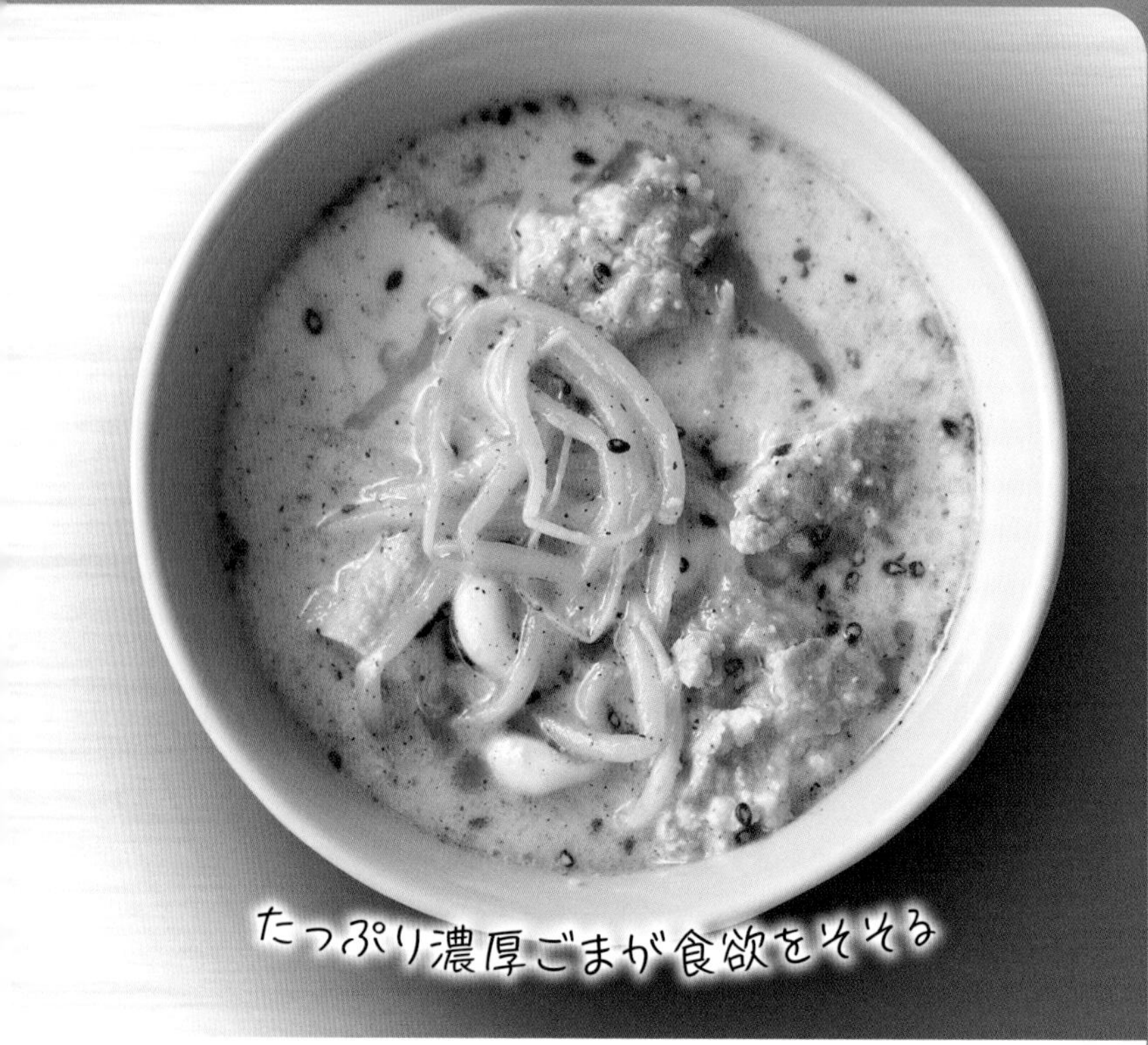

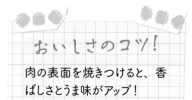

つくり方

1 鍋にひき肉を入れて、中火で表面を焼きつけるようにいためる。

2 肉の色が変わったら、AとB、水を加え、ふたをして中火で3分ほど煮る。

3 豆乳を加え、沸騰させないように温め、黒すりごまをふる。

おいしさのコツ！

肉の表面を焼きつけると、香ばしさとうま味がアップ！

材料（2人分）

具材

	豚ひき肉	100g
A	豆もやし	2/3袋（150g）
	厚揚げ（2㎝角）	1枚
	あれば　赤唐辛子	1/2本

スープの素

B	麺つゆ（3倍濃縮）	大さじ2
	酒	大さじ1
	みそ、しょうゆ	各小さじ1
	水	150ml
	豆乳（無調整）	100ml
	黒すりごま	大さじ1

〈好みのトッピング〉

ラー油 ―― 適量

つくる時間 5 MINUTES

おおよその値段 240円

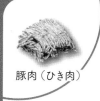

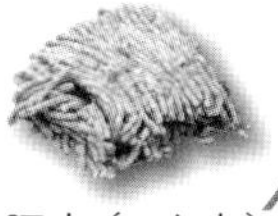
豚肉（ひき肉）

「肩こり」が消える

冷えの特効薬「赤唐辛子」が効く

しつこい肩こりには「豚肉ともやしの担々風スープ」が効きます。

肩こりの根本的な原因は冷え。じつは**赤唐辛子は冷えの特効薬**なのです。カプサイシンという成分が血液の循環をよくして新陳代謝を活発にし、血行を促してくれます。ただ、量をとりすぎると、大量の汗をかいて逆効果になるため、適量をとるのがポイント。また、**豚肉**のビタミンB_1は**筋肉の疲労物質を分解**し、肩こりを緩和する作用があります。

このスープをおいしくするには、ひき肉をステーキ風にこんがり焼くこと。肉のうま味がギュッと閉じ込められ、アクや臭みのない透明なスープに仕上がります。最後に豆乳を加えれば、濃厚なのにマイルド。辛い担々風スープにやさしい甘みが加わり、最後まで飲み干したくなります。麺の代わりにもやしをたっぷり加えれば、食べ応えも十分です。

Column 1

「体を温める食材」を上手に食べよう！

冷えは「万病の素」。疲れ、不眠、生理痛などの不調はもちろん、さまざまな病気の原因になります。冷えを防ぐことが健康の近道です。

冷えを防ぐには、「**体を温める食べもの**」をとるのが一番。ここでは、体を温める食材を見分ける3つの目安と、代表的な食材を紹介します。

1、寒い地域でとれる食材……かぼちゃ、にんじん、玉ねぎ、りんごなど。

2、地中に埋まっている食材……じゃがいも、ごぼう（根菜類）など。

3、薬味やスパイス……しょうが、にんにく、ねぎ、こしょうなど。

暑い地域でとれる食材や、生ものは体を冷やす傾向があります。食べるときは、体を温める食材や、紅茶、中国茶、ほうじ茶など発酵によって体を温める作用のある飲みものと合わせるのがコツです。

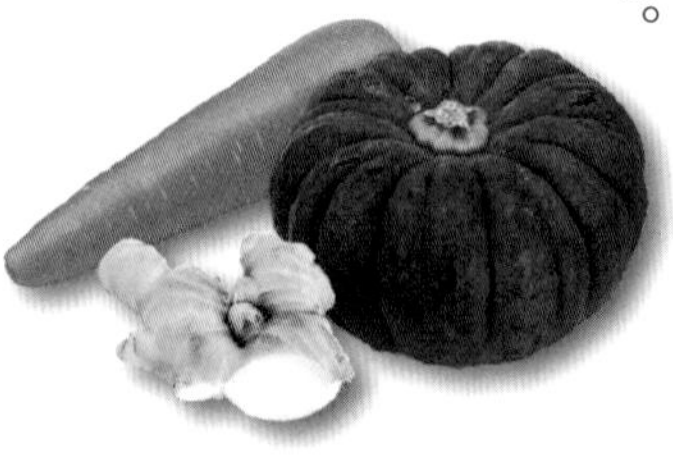

2
章

「疲れ」を解決！
芯から癒される、
元気になるスープ

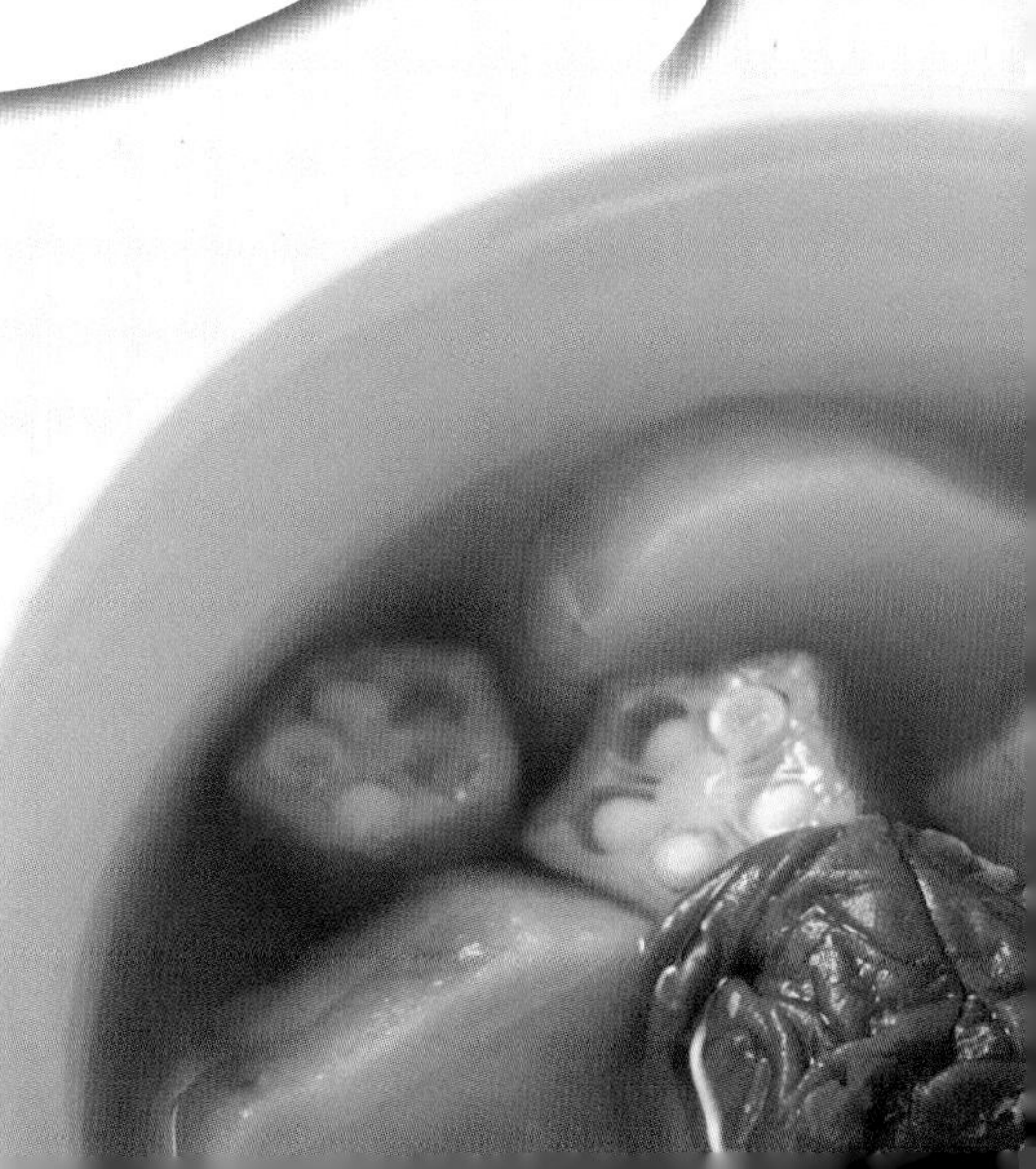

ミルクパンがゆ

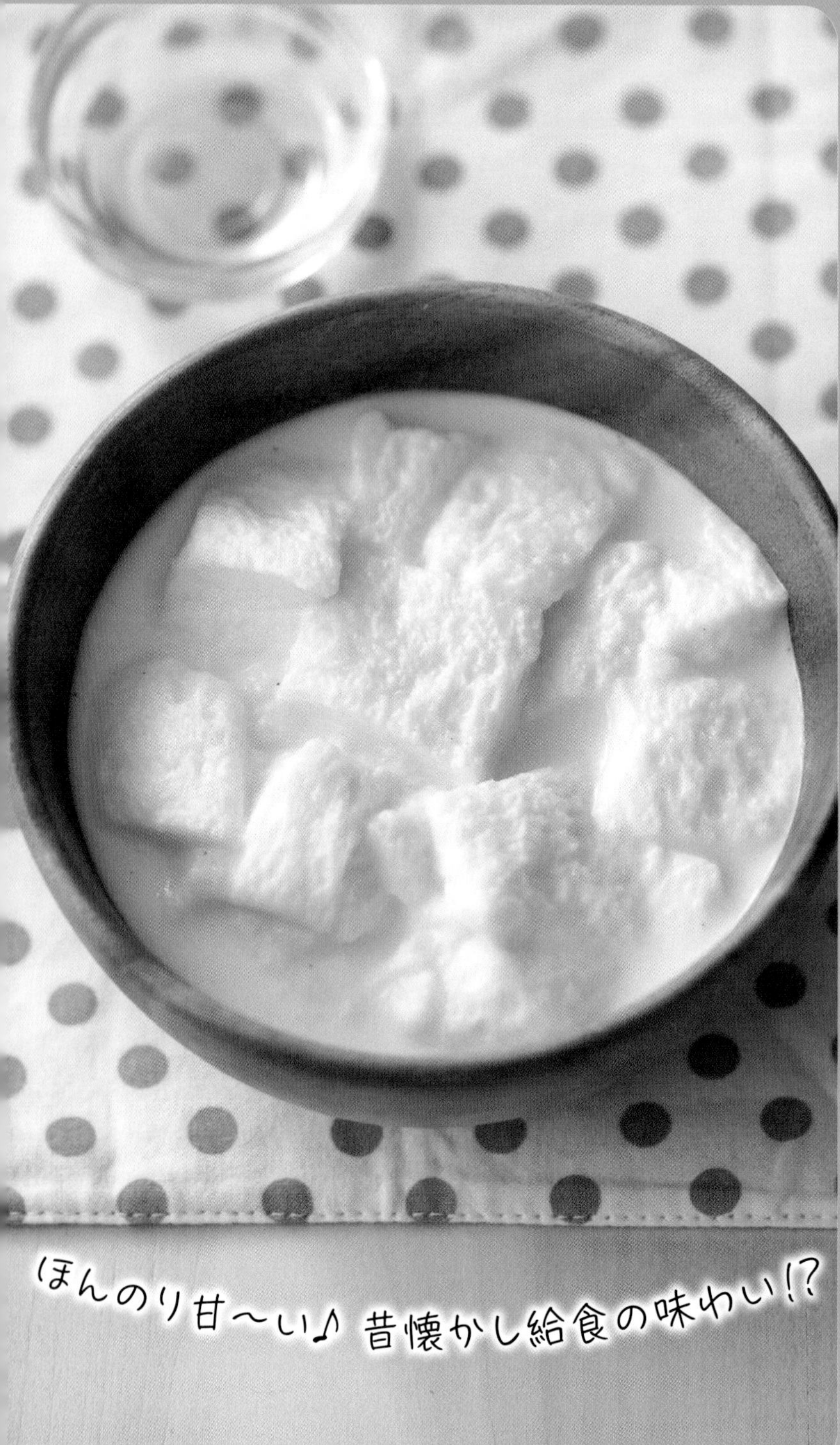

ほんのり甘～い♪ 昔懐かし給食の味わい!?

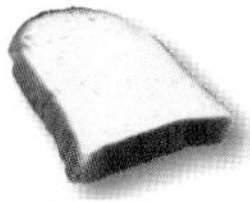
食パン

「胃の疲れ」を解決

「最後に蒸らす」が、おいしさのコツ

胃が重くてムカムカする――そんな日は、やさしく胃をいたわってくれる「ミルクパンがゆ」がおすすめ。

食パンは消化のいい食品。胃にとどまる時間が短く、食べすぎや飲みすぎで**弱った胃腸を整えます**。牛乳にパンを浸してとろりと煮込めば、のどごしもよくエネルギー補給になり、みるみる元気がわいてきます。また、牛乳の乳成分には**胃粘膜を保護**する作用もあります。

このスープをおいしくするには、最後に「蒸らす」こと。パンと牛乳をとろとろに煮込んだあと、ふたをして5分ほど蒸らすと、パンがふわっと水分を含んで膨らみ、とろりフワフワ、口溶けのよいパンがゆになります。好みですぐにエネルギー源となるはちみつを加えれば、元気アップ。やさしい甘さにホッと心も和みます。

胃疲れはパンがゆで消化負担を減らす——

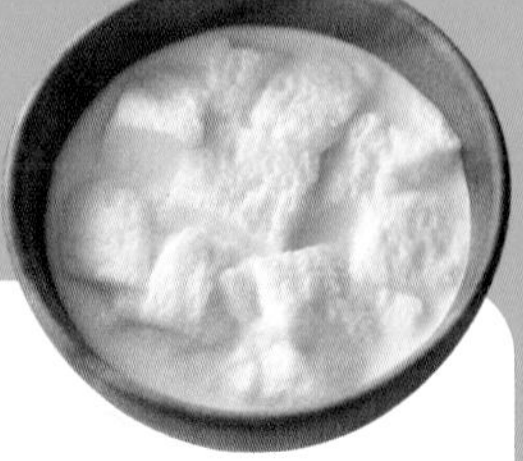

材料（2人分）

具材

食パン……1枚（6枚切り）
牛乳……300ml

〈好みのトッピング〉
はちみつ……適量

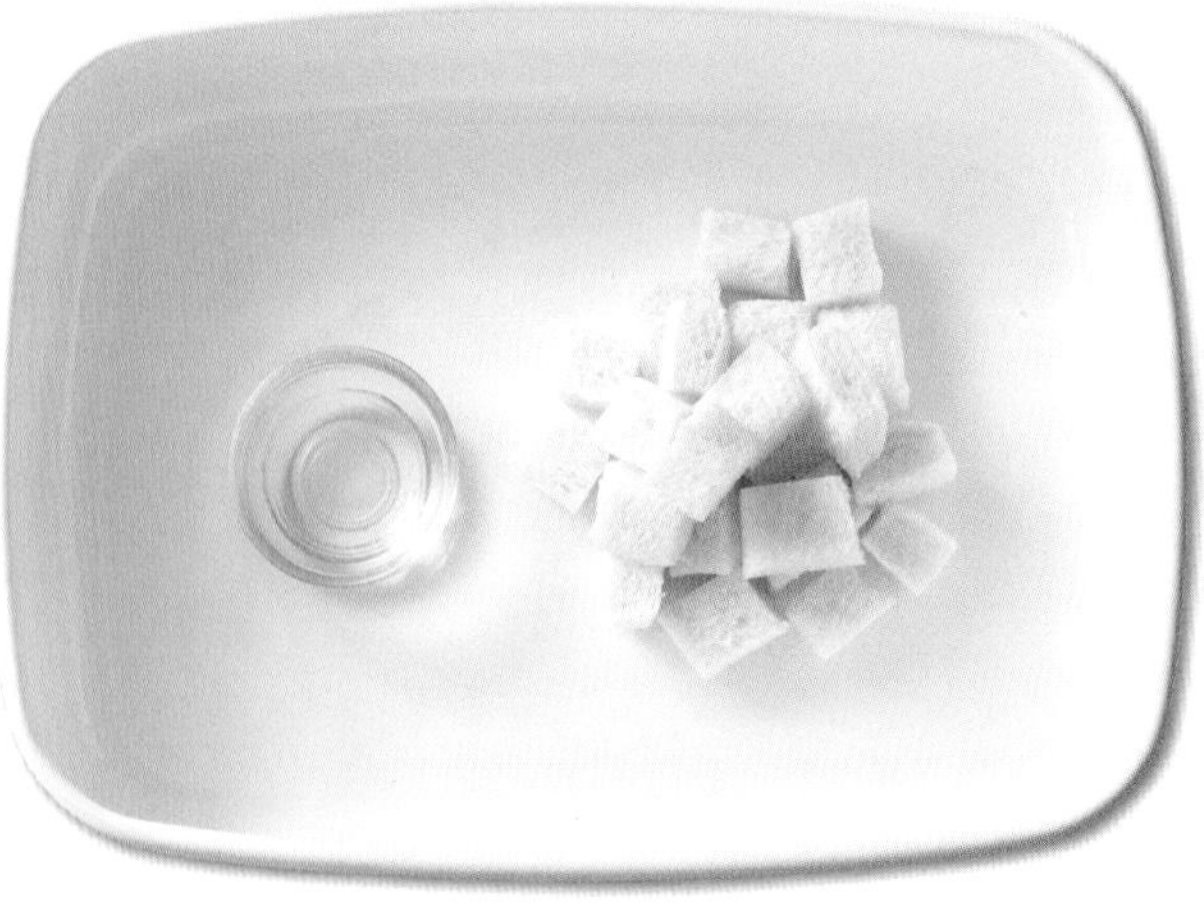

おおよその値段
100円

ミルクパンがゆ

つくり方

つくる時間 7 MINUTES

1 食パンの耳を切り落とし、1㎝角に切る。

2 鍋に牛乳を入れ中火にかける。鍋の周りが沸々してきたら、1の食パンを入れる。

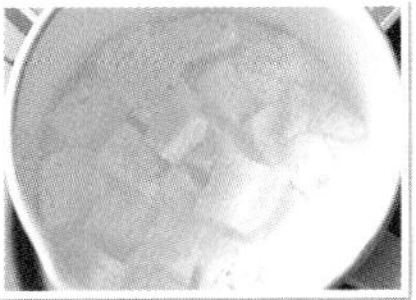

パンを牛乳に浸す

3 パンを全体に浸し、火を止め、ふたをして5分ほど蒸らす。

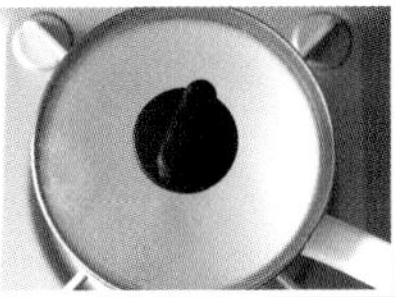

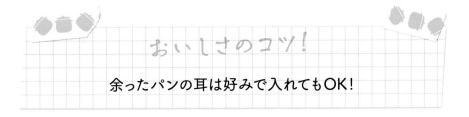

ぴっちりふたをして蒸らす

おいしさのコツ！

余ったパンの耳は好みで入れてもOK！

しじみとごまの定番みそ汁

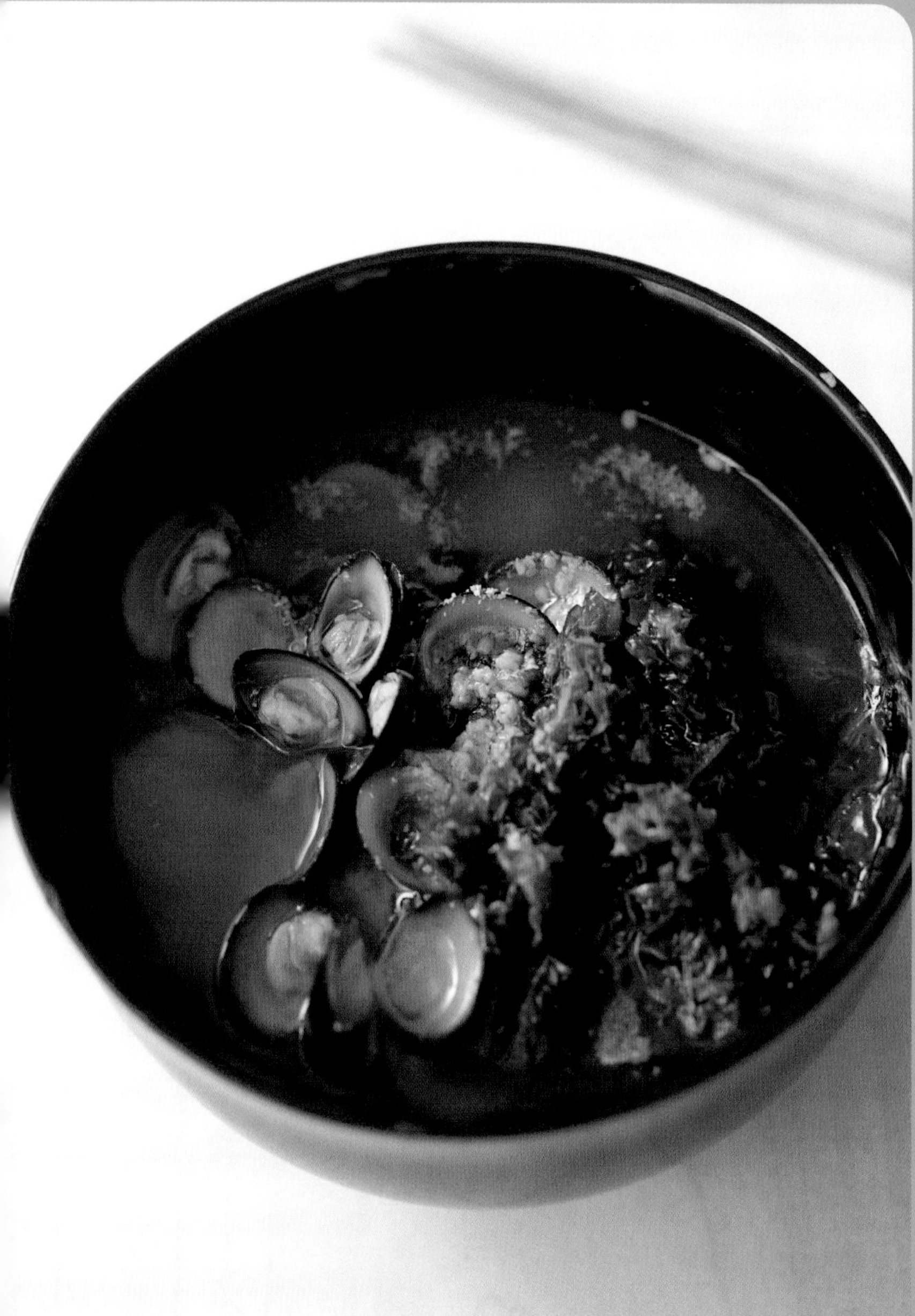

海の香り！ しじみのうま味がたっぷり

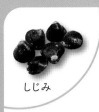

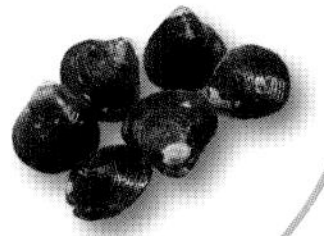

しじみ

「二日酔い」を解決

肝臓が疲れたら、やっぱり「しじみ」

二日酔いを解決するスープ——それが「しじみとごまの定番みそ汁」。しじみは悪酔い疲れの特効薬。アルコール分解でダメージを受けた肝臓を助ける**タウリンが豊富**です。同様に、**肝臓を癒す成分セサミン**が入ったごまを組み合わせれば、ダブル効果の期待大！ また、お酒を飲むと、アルコールの利尿作用で体に水分や塩分が不足します。みそ汁を飲めば、これらを同時にチャージできて、二日酔い改善に役立ちます。

このスープをおいしくするには、しじみを水から煮てエキスを汁に抽出すること。しじみのうま味が汁に溶け出します。沸騰したらアクをしっかりとれば、しじみ独特の臭みがなくなり、料亭風の上品な味わいに変わります。しじみは火を入れすぎると身が固くなるので、口が開いたらすぐに火を止めましょう。フワフワなしじみを味わえます。

二日酔いにはしじみのタウリンで
肝機能活性——

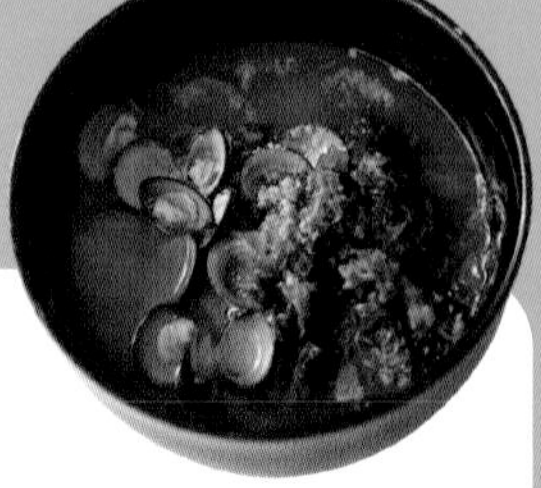

材料（2人分）

具材

しじみ（冷凍）……1袋（140g）
あおさ（乾燥）……2つかみ
すり白ごま……小さじ2

スープの素

みそ……大さじ1
水……300ml

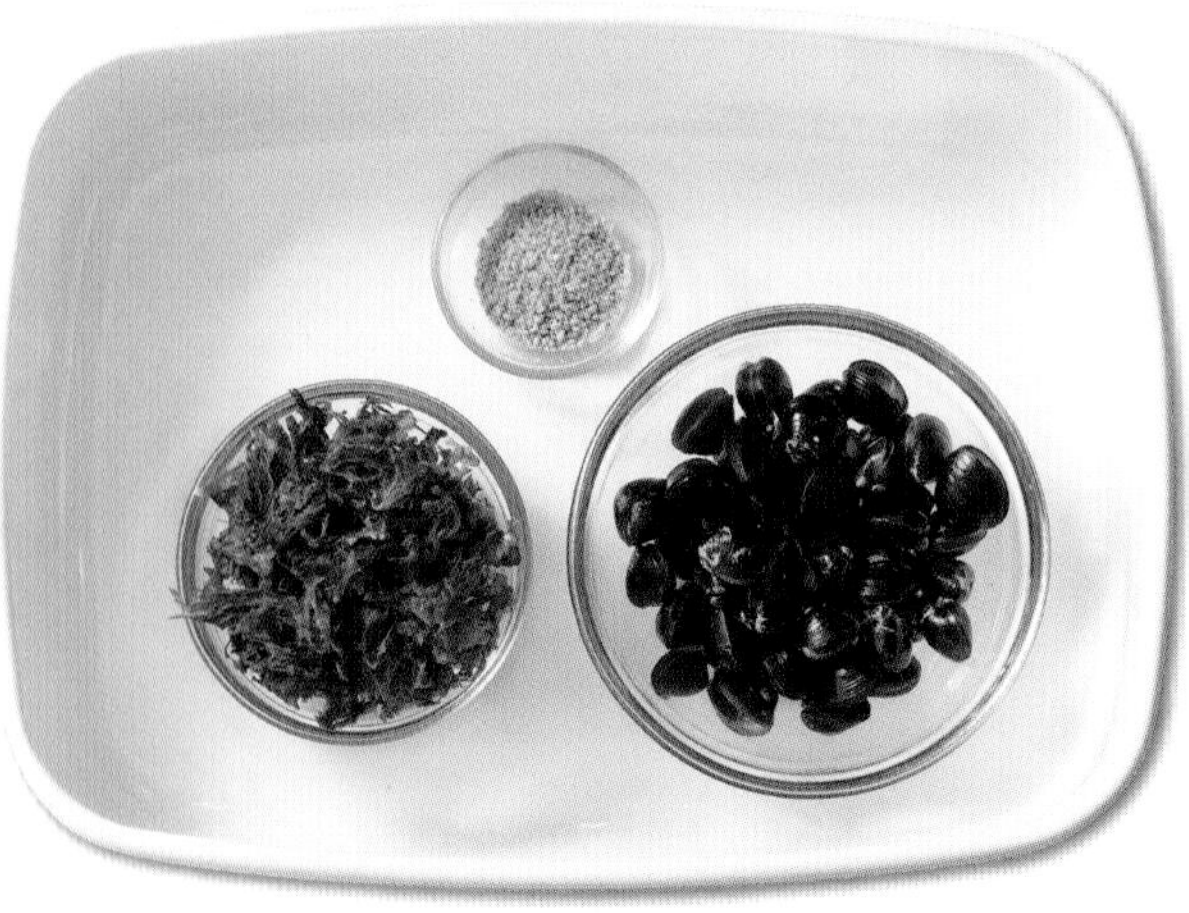

おおよその値段
140円

しじみとごまの定番みそ汁

つくり方

つくる時間 **5** MINUTES

下準備

しじみを袋から出して、軽く表面を水洗いする。

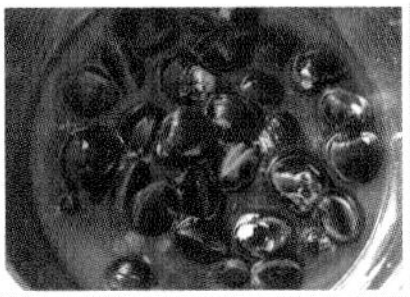

しじみの表面をさっと洗う

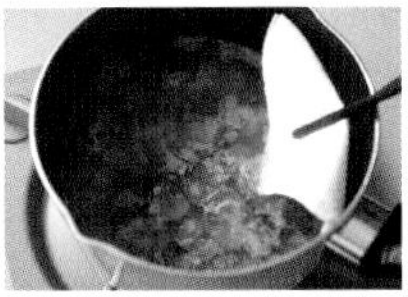

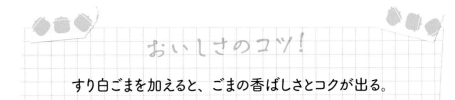

キッチンペーパーで
アクをとる

1 鍋に水、しじみを入れ、ふたをして中火で沸騰させる。白い泡のアクが出たらとる。

2 2～3分ほどして口が開いたら、火を止めてみそを溶き入れる。

3 各器にあおさをひとつかみずつ入れて、2を注ぎ、すり白ごまを加える。

おいしさのコツ！

すり白ごまを加えると、ごまの香ばしさとコクが出る。

オクラと梅のとろみスープ

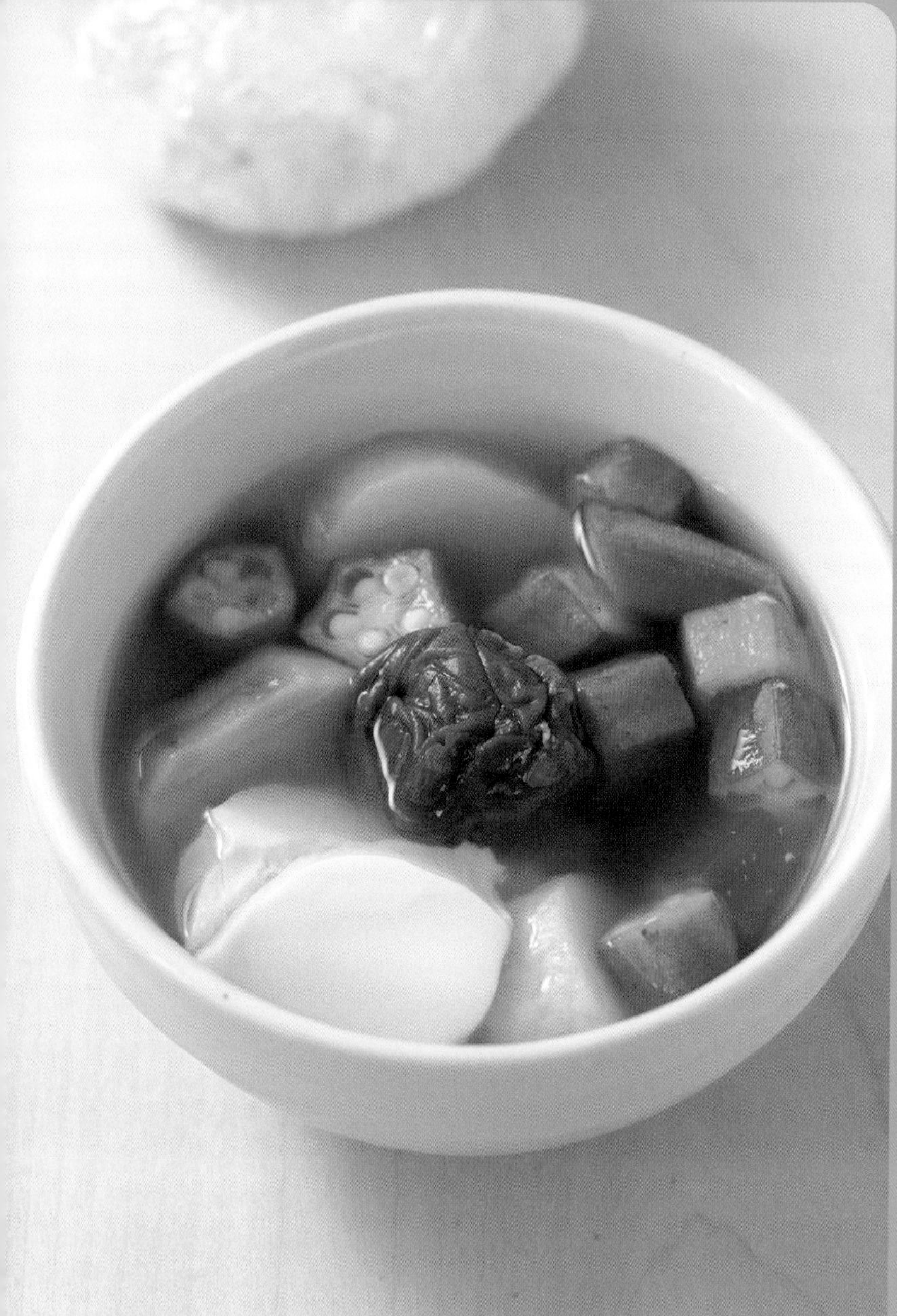

酸っぱい梅ととろみでやさしい味わい

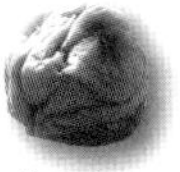

梅干し

「夏バテ」を防ぐ

見た目も味も爽やかな「冷製スープ」

夏バテに負けない体をつくるなら、「オクラと梅のとろみスープ」です。酸っぱい梅は夏バテの救世主。梅干しは筋肉中にたまった**疲労物質をエネルギーに変える**ほか、**食欲増進**効果で夏バテを予防。食欲不振による体力、気力の低下も防いでくれます。また、オクラのネバネバ成分、ムチンが胃壁を守り、弱った胃腸を整えます。梅とオクラのコンビは、**夏の疲れを吹っ飛ばす最強の組み合わせ**です。

このスープをおいしくするには、オクラを刻んで、粘りを出すこと。トントンと細かく刻めば刻むほど、トロンと粘りが出て、のどごし抜群。あっさりとした白だしのうま味に、ほどよい梅の酸味が加わり、見た目も爽やかな冷製スープです。すべて生で食べられる食材なので、コンロの火を使わなくても、気楽につくれます。

梅は疲労回復フード！
弱った胃腸を整える——

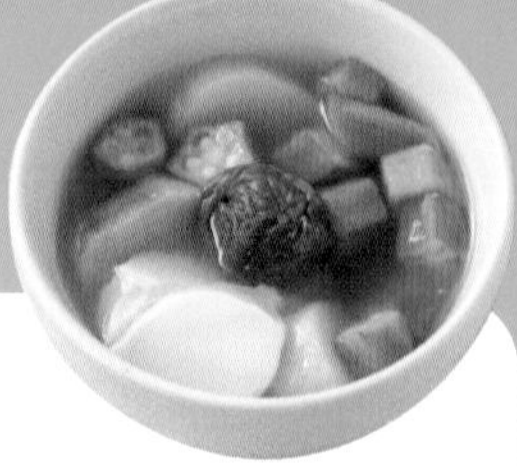

材料（2人分）

具材

オクラ（5mm幅の輪切り）	8本
豆腐	1丁 ＊3連のもの
お麸	8個

スープの素

A	白だし	大さじ1
A	水	300ml

梅干し（種をとる）	2個

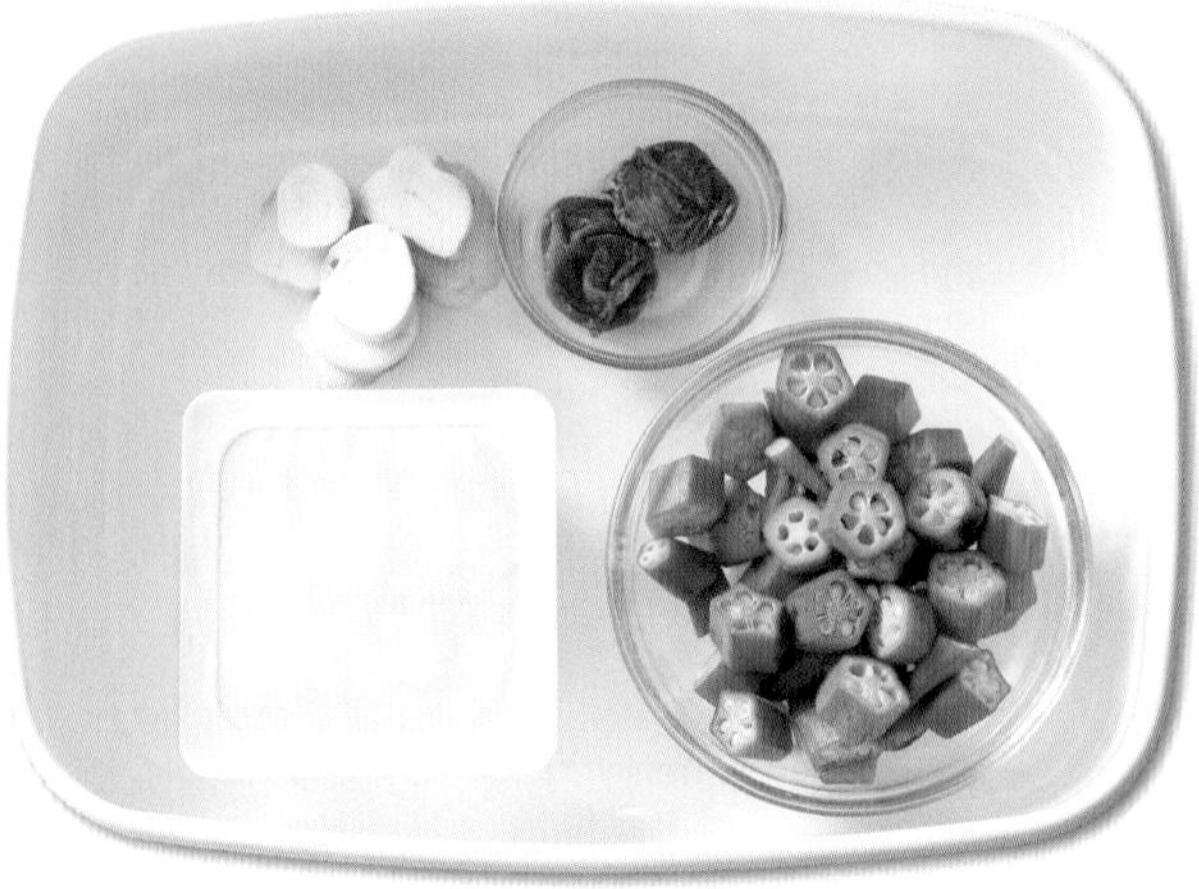

おおよその値段
180円

オクラと梅のとろみスープ

つくる時間
5
MINUTES

つくり方

1 鍋にオクラとお麩、A を入れ、ふたをして強火にかける。沸騰したら中火で 3 分ほど煮る。

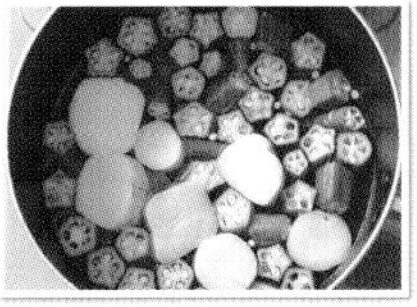

煮立ったら中火にする

2 豆腐をスプーンですくって加え、温まったら火を止める。

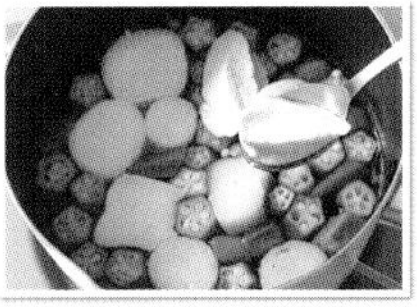

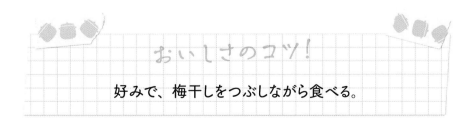

豆腐をスプーンで加える

3 器に梅干しを入れ、2 を注ぐ。

おいしさのコツ！

好みで、梅干しをつぶしながら食べる。

りんごと甘酒の米麹スープ

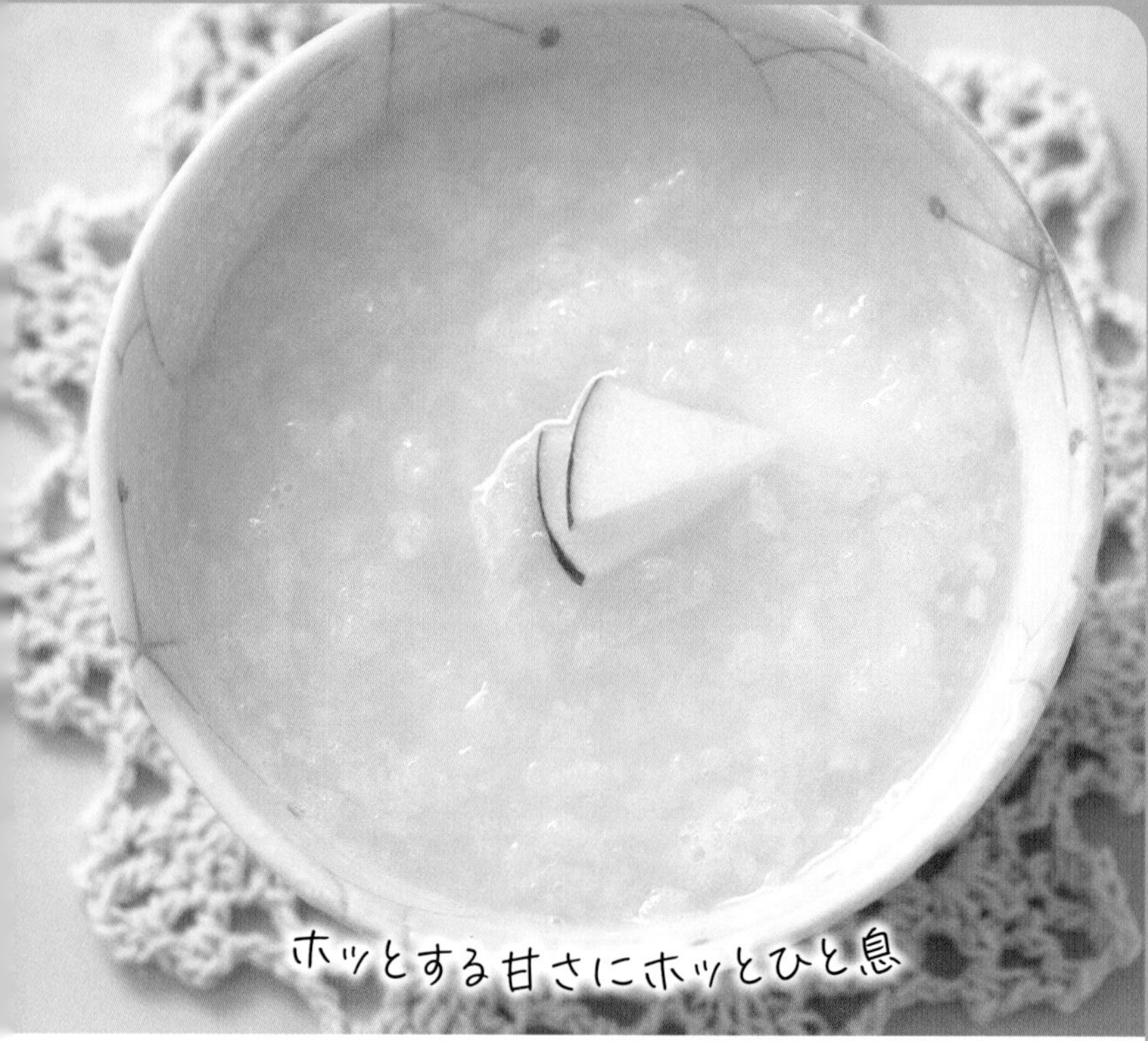

つくり方

下準備
りんごをおろし器ですりおろす。

1 鍋に水と塩、すりおろしたりんごの半量を入れて中火にかける。

2 ヘラでかき混ぜながら、沸騰させないように温める。火を止めて残りのりんご、甘酒を混ぜる。

材料（1人分）

具材

りんご（皮をむく）……1/2 個

スープの素

甘酒……大さじ1 ＊米麹のもの
塩……ひとつまみ
水……100ml

おいしさのコツ！

甘酒は酵素がとれるように、70 度以上に加熱しない。

つくる時間 4 MINUTES

おおよその値段 70円

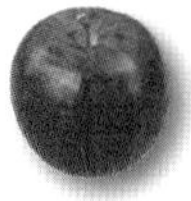

りんご

「胃腸」を整える

すりおろした「りんご」でスッキリ!

お腹をやさしく癒すなら、「りんごと甘酒の米麹スープ」がおすすめ。

りんごは「医者も青くなる」といわれるほど、体にいいフルーツ。

りんごの**ペクチンは整腸作用**があり、善玉菌を増やし有害な菌の繁殖を抑えます。特にすりおろしたりんごは消化吸収がよく下痢に有効です。

さらに発酵食品、甘酒の主原料、**米麹**には腸内細菌のバランスを整えて**免疫力を高める**作用があり、２つの力でつらい下痢を快方に導きます。

このスープをおいしくするにはりんごを2回に分けて入れること。最初はりんごの甘酸っぱさをスープにうつし、火を止めて残りのりんごを加えます。生りんごの爽やかな香りは心も体もスッキリ整えます。また、生りんごで温度が下がれば、生きた酵素がとれるほか、甘酒の自然な甘さに心もホッと和みます。お腹を下したら迷わずこの１杯です。

鶏ささみのみぞれスープ

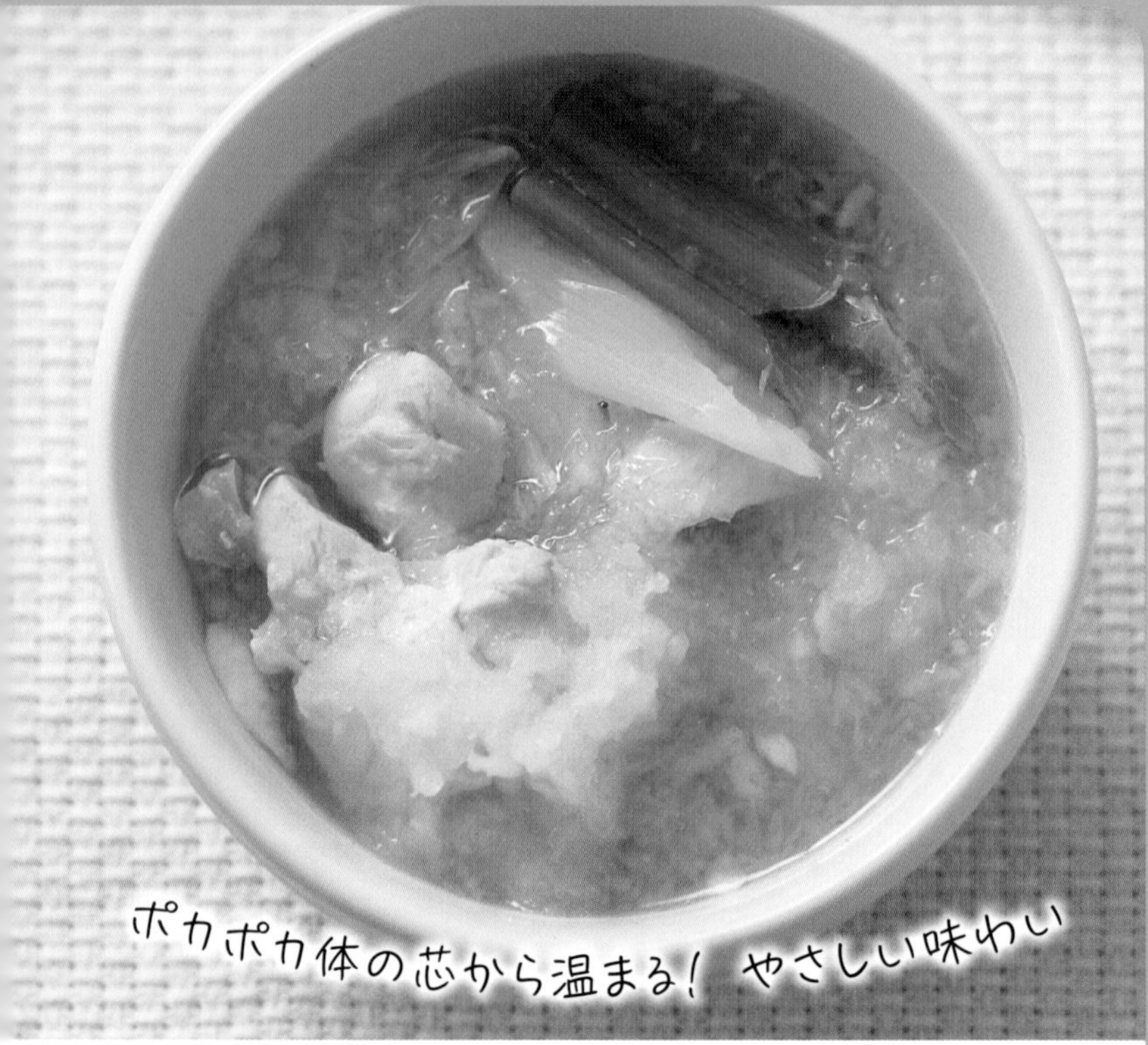

つくり方

1 鍋に鶏ささみ、半量の大根、長ねぎ、水を入れ、ふたをして中火で3分ほど煮る。

2 鶏ささみに火が通ったら、残りの大根を加え、Aで味をととのえる。

材料（1人分）

具材

鶏ささみ（細切り）	100g
大根（すりおろす）	150g
長ねぎ（斜め切り）	1/2 本

スープの素

A	白だし	大さじ 2
	しょうゆ	小さじ 1/2
水		300ml

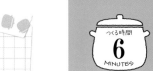

おいしさのコツ！

大根おろしは新鮮な大根を使うと辛味が少ない。
大根おろしで煮ると肉がやわらかく仕上がる。

つくる時間 6 MINUTES

おおよその値段 220円

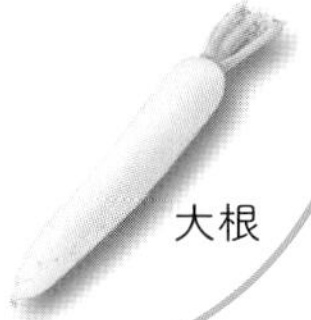
大根

「胃もたれ」解消

鶏ささみの「うま味」がたまらない

意外にも、胃もたれに効くスープが「鶏ささみのみぞれスープ」です。

大根は、天然の消化剤。胃の中で、食物の消化を助けるアミラーゼやジアスターゼなど、さまざまな消化酵素を含みます。さらに鶏ささみは脂肪分が少なく消化に負担がかからないタンパク質が豊富。

この大根と鶏ささみを組み合わせれば、疲れた胃を休めながら、効率よくエネルギーを補うことができ、**スムーズに体調が回復**します。

このスープをおいしくするには、大根おろしを半分入れた水に鶏ささみを加えて、ゆっくり火を通すこと。鶏ささみのうま味がじんわりスープに溶け出して、大根おろしの効果で、鶏ささみがしっとりやわらかく仕上がります。最後に残りの大根おろしを足すことで、フレッシュな大根の香りや食感はそのままに、大根の酵素が生きたスープになります。

くずし豆腐の豆乳鍋

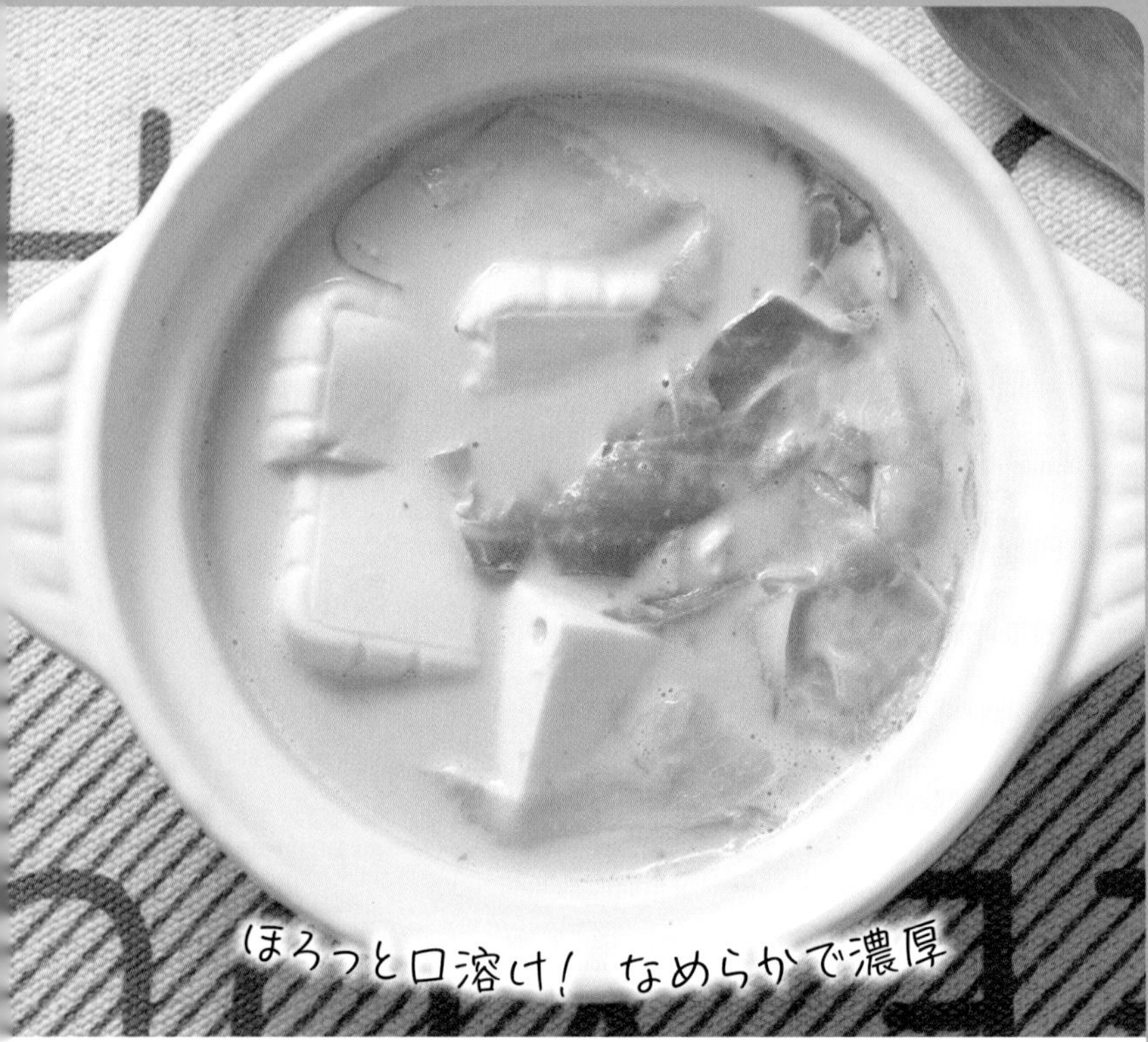

つくり方

下準備

にんじん、大根をスライサーで薄切りにする。

1 鍋ににんじん、大根、水を入れ、ふたをして中火で5分ほど煮る。

2 Aを加えて弱火にかけ、煮立ったら、豆腐を加えて温める。

材料（2人分）

具材

	にんじん、大根（各薄切り）	各 50g
	絹豆腐（一口大）	1丁
	水	100ml

スープの素

A	豆乳	300ml
	白だし	大さじ 1/2
	重曹	小さじ 1/2

おいしさのコツ！

にんじん、大根を加えると
根菜の甘さが活きた新感覚の豆乳鍋になる。

つくる時間 8 MINUTES

おおよその値段 240円

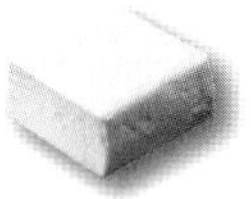

豆腐

「ストレス疲れ」を解消

口溶けよく「とろん！」と仕上げる

ストレスでイライラしたら、「くずし豆腐の豆乳鍋」でひと休み！豆腐は別名「**畑の肉**」ともいわれ、胃が弱ったときの栄養源。豆腐のタンパク質の吸収率は95％。糖質や脂質の吸収率も97％と消化吸収率が抜群に高い食品です。さらに、「心の安定剤」といわれるカルシウムをたっぷり含み、イライラして乱れた**自律神経の調整**に役立ちます。

このスープをおいしくするには重曹を入れてゆっくり火を入れること。豆腐の角がとれて、とろんと口溶けのよいスープになります。

豆乳鍋は沸騰させると、表面に膜が出てきます。この膜はあの湯葉です。鍋を火にかけながら、出てきた湯葉を箸ですくって食べてもよし。好みのゆで野菜を足したり、この配合さえ覚えておけば、疲れたときでも、簡単に豆乳鍋がつくれます。

あったか長芋のとろとろ汁

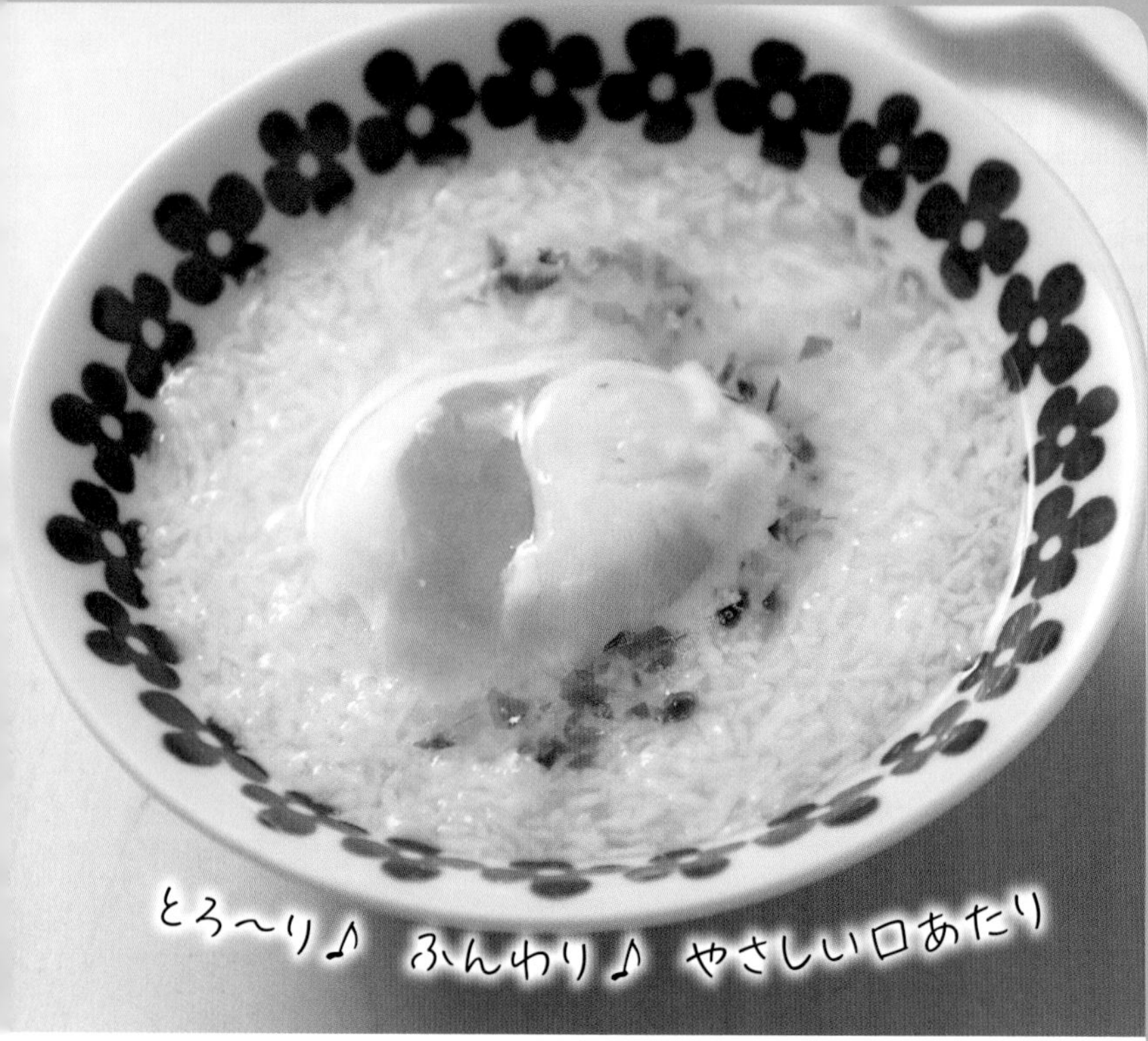

つくる時間 5 MINUTES

おおよその値段 200円

つくり方

下準備

長芋は皮をむいてすりおろす。

1 鍋に A を入れ、中火にかける。

2 沸騰したらを長芋を加えて混ぜ、ほんのり温まったら火を止める。器に盛り、温泉卵をのせる。

材料（2人分）

具材

長芋（すりおろす）	200g
温泉卵	1 個

スープの素

A	鶏がらスープの素	小さじ 2
	酒	大さじ 1
	水	300ml

〈好みのトッピング〉

青のり	適量

おいしさのコツ！

市販の冷凍とろろを使ってもよい。

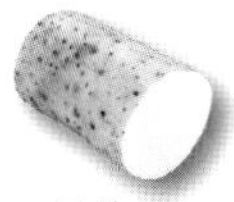

長芋

「消化」を促進

「長芋のすりおろし」に胃が大喜び！

お腹が張って苦しいときは、「長芋のとろとろ汁」がおすすめ。

長芋は「山のうなぎ」と呼ばれる滋養強壮フード。胃腸の働きを活発にする**アミラーゼやジアスターゼが大根の3倍**も含まれます。長芋のヌルヌル成分は胃に負担をかけない水溶性食物繊維の一種、ペクチン。胃壁を保護してタンパク質の吸収を助けます。お腹の張りの原因の1つは、意外にも「食物繊維のとりすぎ」、つまり消化不良なのです。長芋は、**弱った胃腸をケア**しながら、食物繊維を補える最強の食材です。

このスープをおいしくするには、「鶏がらベース」にすること。のどごしのよいとろろと、さっぱり鶏だしがマッチして、スーッと体になじみ、不思議なほど全身に力がわいてきます。青のりで風味を足したり、温泉卵でボリュームを出すと満足度もアップ！

Column 2

お疲れ気味のときは「胃腸」を癒そう

胃腸は、消化・吸収をつかさどる大事な臓器。胃腸が疲れてしまうと、全身の疲れにつながるため、やさしくいたわることが大切です。

疲れ気味だなと感じたら、胃腸にやさしい食材をとりましょう。

食材選びに迷ったら、まずは「**栄養があって消化の早いもの**」「**胃の粘膜を保護してくれるもの**」を選ぶようにしましょう。

おすすめの食材は、オクラ、キャベツ、大根、白菜、ほうれん草、豆腐、白身魚などです。スープの具材としてもベストの食材です。

反対に、バターや生クリームなど乳脂肪分が多いもの、ごぼう、レンコンなど食物繊維が多いもの、ショートケーキやどら焼きなど糖分が多すぎるものは、胃に負担をかけるため、なるべく控えめにしましょう。

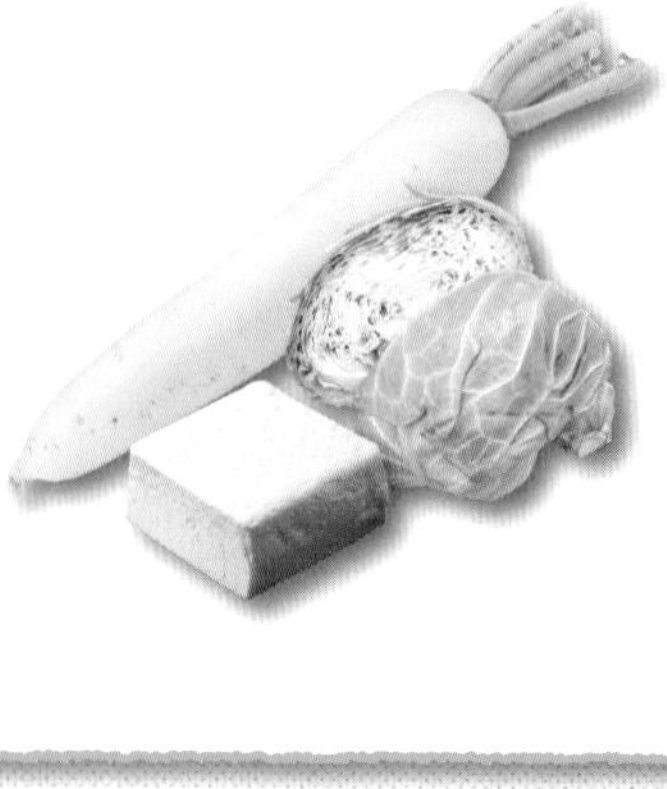

3
章

「太り気味」を解決！
食べても太らない、
やせるスープ

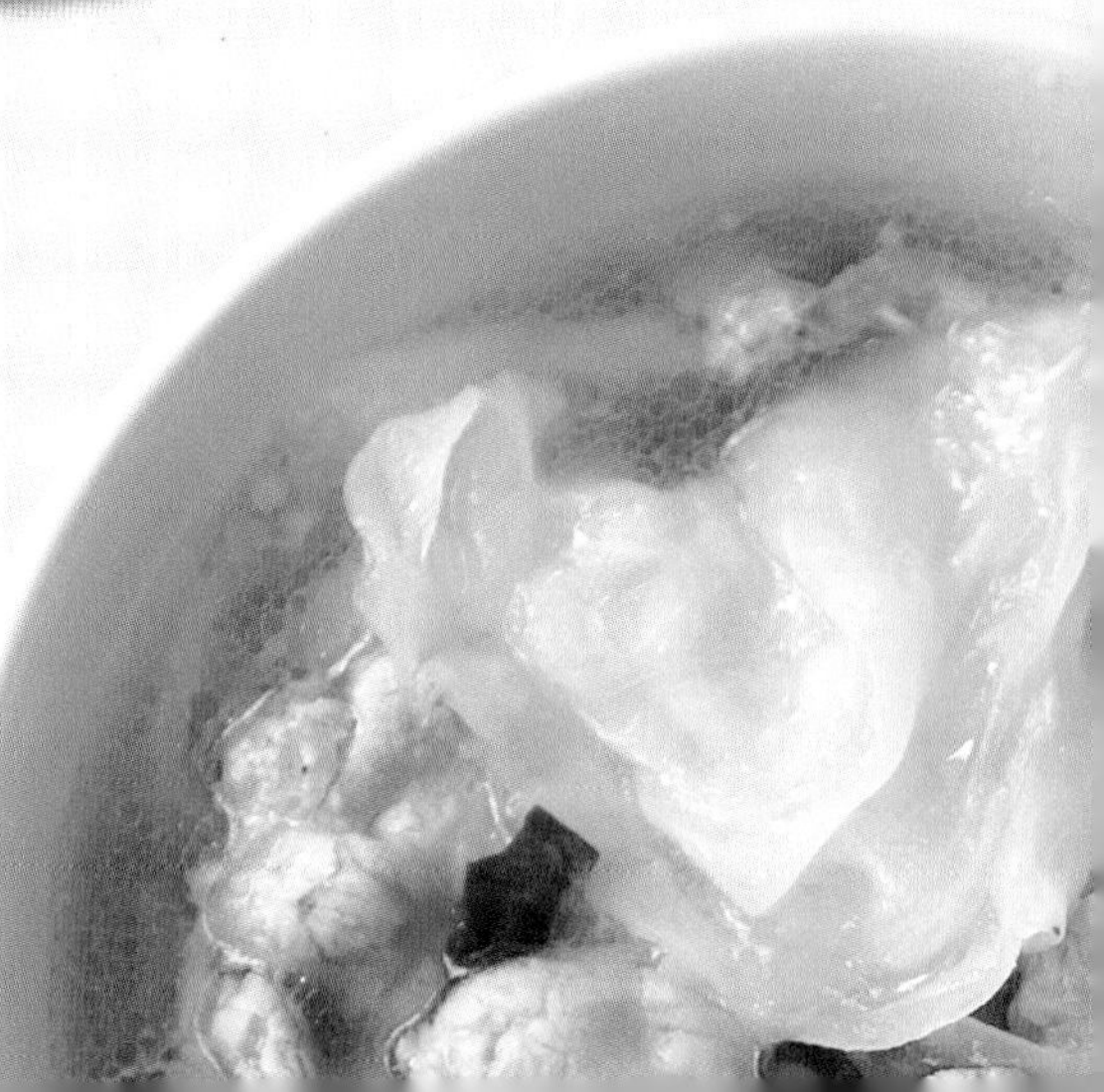

牛肉のユッケジャン風スープ

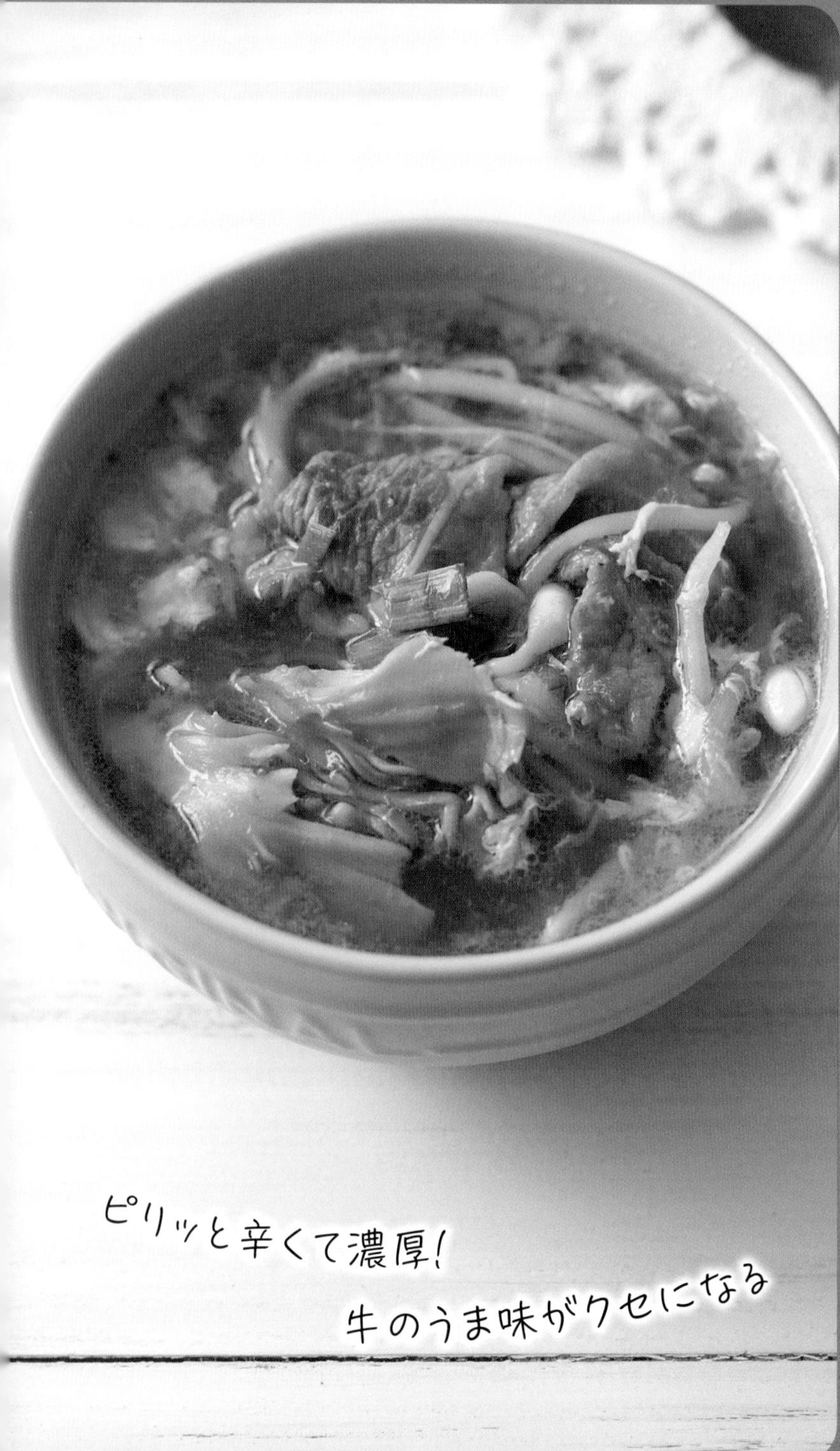

ピリッと辛くて濃厚！
牛のうま味がクセになる

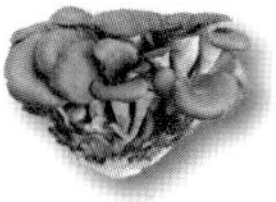

マイタケ

「内臓脂肪」を解決

マイタケを使って、上手に脂肪を分解！

内臓脂肪を減らす——それが「牛肉のユッケジャン風スープ」です。

マイタケはやせるきのこの代表選手。マイタケ特有の成分、**MXフラクション**には中性脂肪やコレステロール値を下げて、体内に蓄積された**内臓脂肪を減らす**作用があります。また糖質の代謝を助けるビタミンB_1や脂質の代謝を助けるビタミンB_2も含みます。

「脱メタボ！」脂肪を溜め込まないやせ体質づくりにおすすめです。

このスープをおいしくするには、うま味たっぷりのマイタケに牛肉を合わせること。牛肉のコクと甘み、マイタケ独特の香りが相まって、抜群のハーモニーを奏でます。マイタケは食感を残すように短時間で仕上げるとシャキシャキした歯触りも楽しめます。好みでコチュジャンの量を調整すれば、辛くてうまい人気のスタミナスープが簡単にできます。

内臓脂肪を減らす!
マイタケ特有のやせ成分――

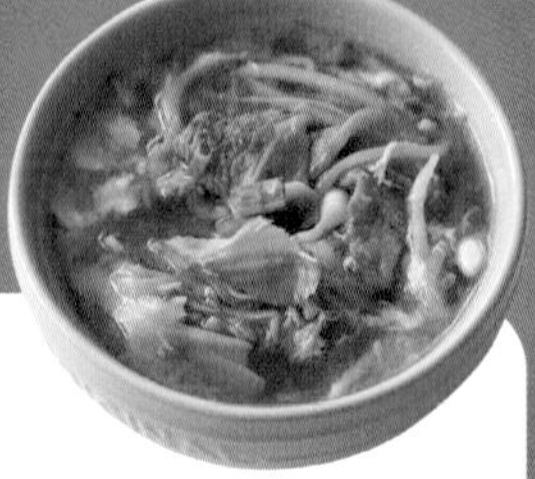

材料（2人分）

具材

牛こま切れ肉 ―― 150g
卵（溶きほぐす） ―― 1個
豆もやし ―― 1/2袋（100g）
マイタケ（一口大） ―― 1パック
ごま油 ―― 小さじ1

スープの素

A | 顆粒コンソメ ―― 小さじ2
A | 水 ―― 300ml

焼肉のたれ ―― 大さじ2
おろしにんにく ―― 小さじ1/2

〈好みのトッピング〉
ニラ（刻む） ―― 1/4
コチュジャン ―― 適量

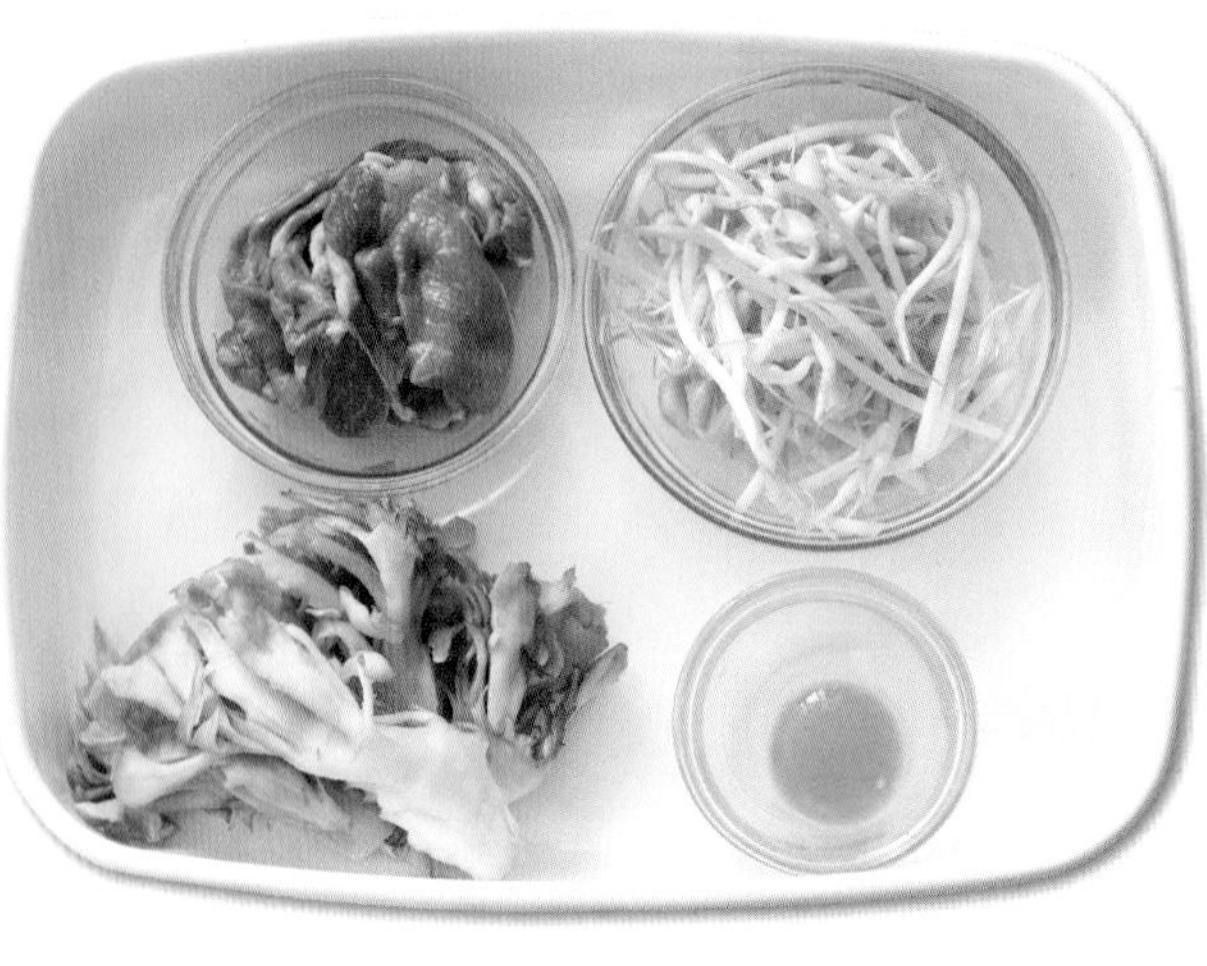

おおよその値段
320円

牛肉のユッケジャン風スープ

つくる時間
5
MINUTES

つくり方

下準備

牛肉は塩・こしょう（分量外）をふる。

1 鍋にごま油を入れ、牛肉をいためる。色が変わったら、マイタケ、豆もやしを加えて軽くいためる。

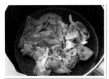

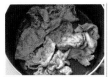

冷たい鍋に牛肉を入れる

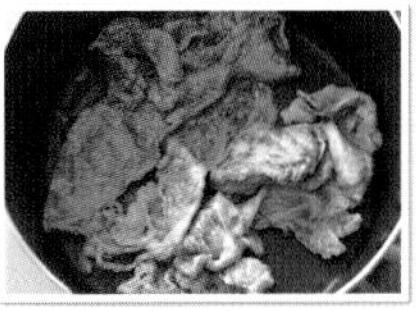

牛肉の色が変わるまでいためる

2 Aを入れふたをして強火にかけ、煮立ったら中火で2分ほど煮る。焼肉のたれ、にんにくを加えて味をととのえる。

＊アクがあればとる。

3 再び沸騰させて、溶き卵を回し入れ、ふわっと固まったら火を止める。

おいしさのコツ！

卵は煮立ったところに、菜箸に沿わせて少しずつ入れるとフワフワに仕上がる。

カツオの白だし茶漬け

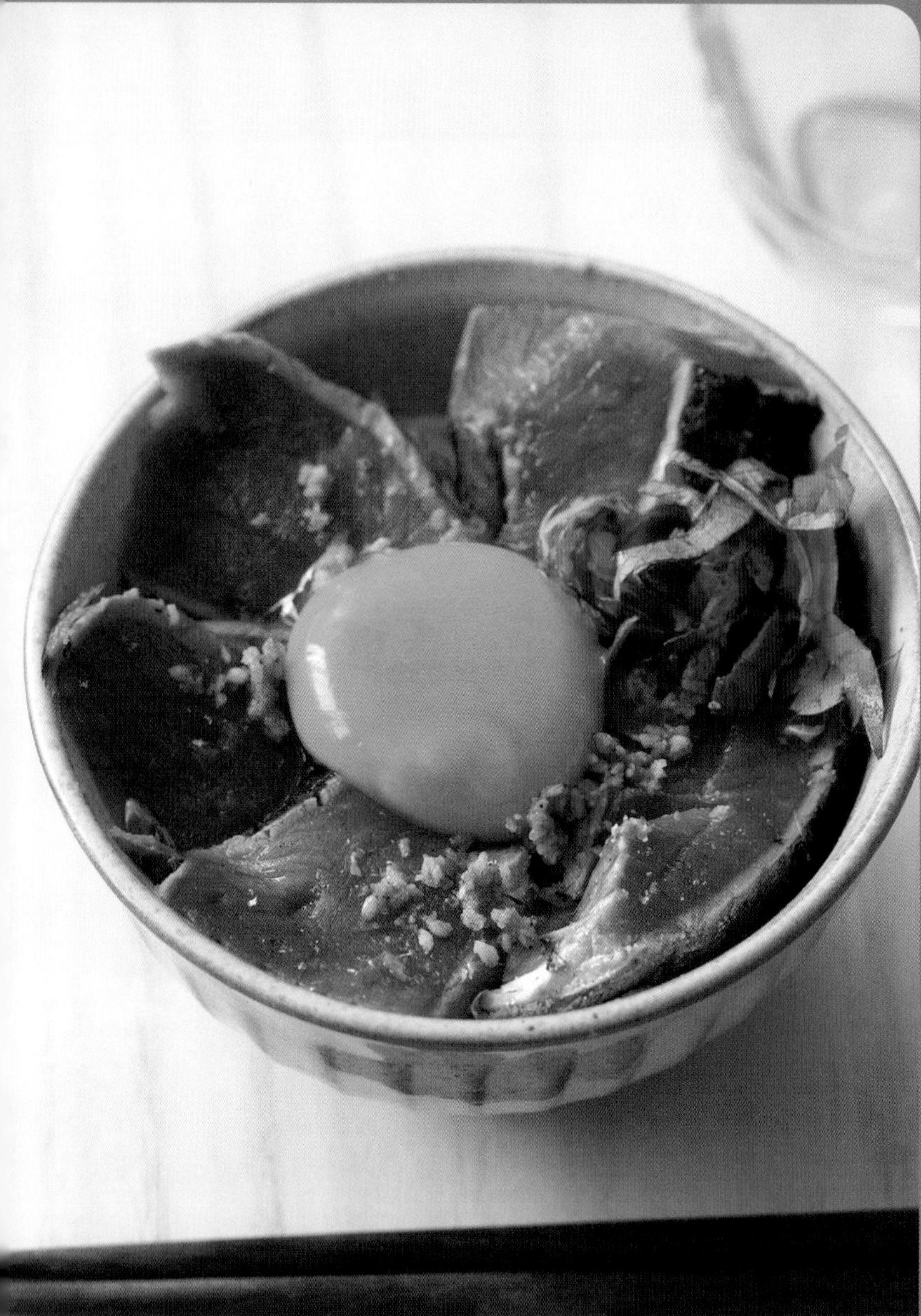

香ばしいカツオとだしの
うま味がひき立つ♪

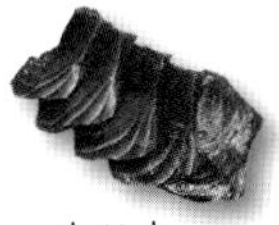
カツオ

やせて「美肌」になる

「カツオのたたき」で、きれいにやせる

きれいにやせたい女性におすすめなのが「カツオの白だし茶漬け」。

カツオは「**美容の天然サプリ**」。肌細胞の材料になる良質なタンパク質を１００ｇ中25ｇも含みます。カツオの刺身を５切れ食べれば半日分のタンパク質が補えます。さらに顔色をよくする鉄、ビタミンＡ、Ｂ群、Ｄ、カルシウム、**美肌づくりに必要な栄養素の宝庫**。特に栄養不足でげっそりしがちな40代以降のマスト食材なのです。

このスープをおいしくするにはカツオのたたきを使うこと。皮をパリッとあぶったカツオの香ばしさ、大葉やしょうがが、薬味をたっぷりのせてお茶漬けにすれば、最高においしい１杯に出合えます。

そして最後に卵黄をのせます。箸で崩せば、とろ～り濃厚な黄身がカツオとご飯に絡まって、お口の中から幸せがあふれ出します。

カツオでキレイやせ！　若返り成分が豊富――

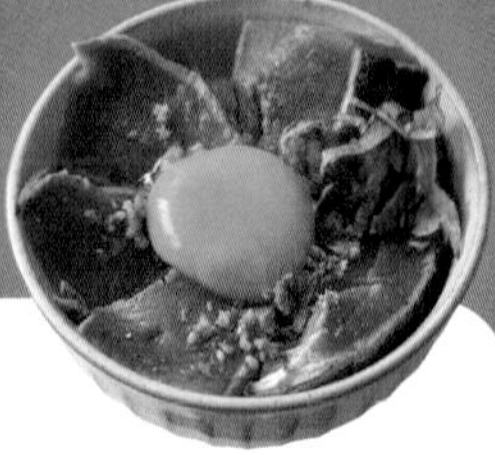

材料（1人分）

具材

カツオのたたき	6切れ
ご飯	茶碗1杯
卵黄	1個
大葉（刻む）	2枚

〈好みのトッピング〉

すりごま	小さじ1
しょうが（すりおろし）	適量

スープの素

白だし	大さじ1
水	150ml

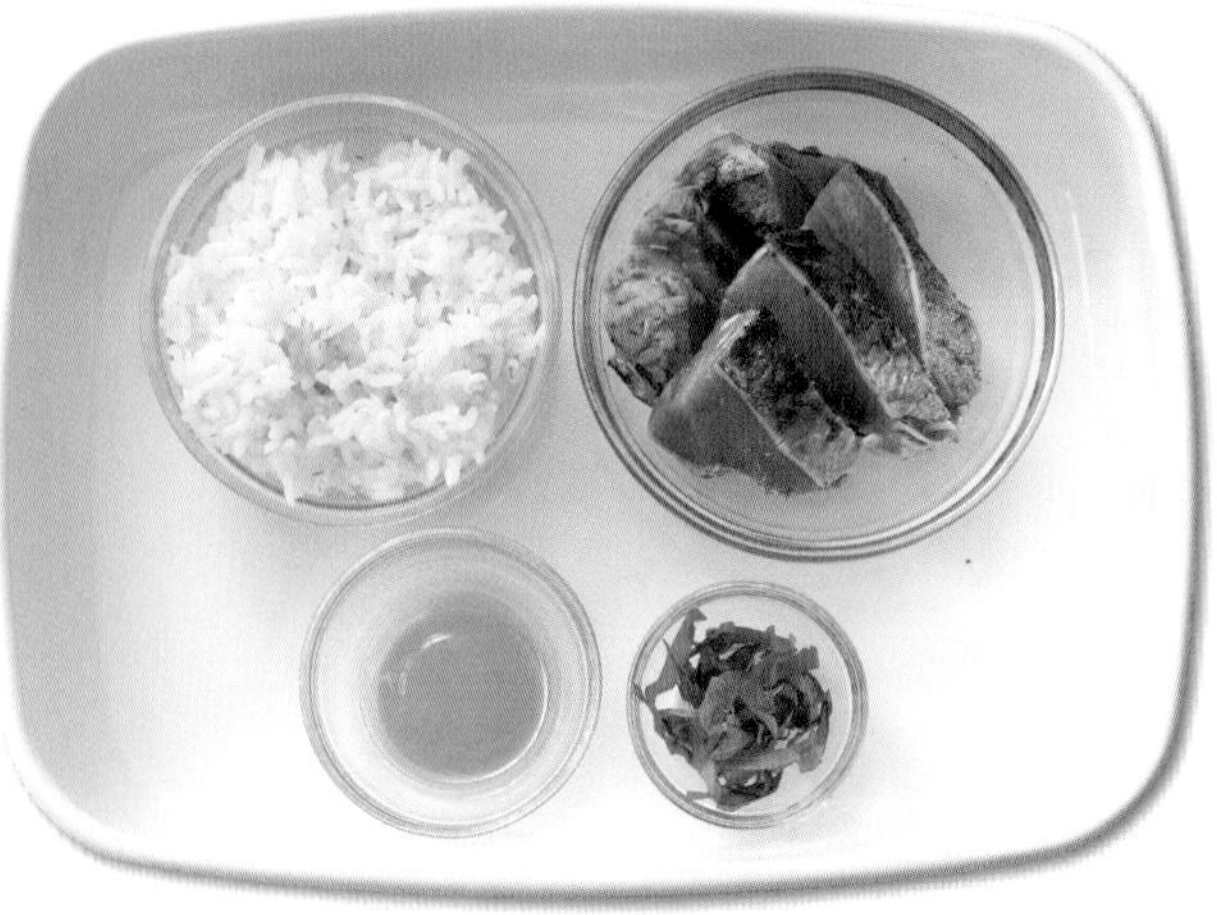

おおよその値段
340円

カツオの白だし茶漬け

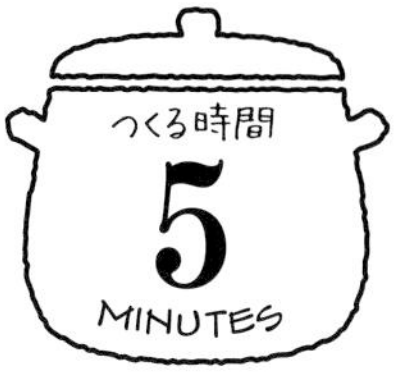

つくり方

下準備
大葉は丸めて刻む。スープの材料は合わせておく。

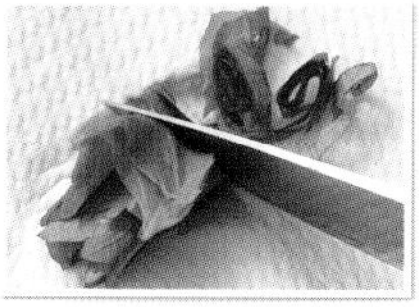
大葉は葉の先から
丸めて刻む

1 ご飯にカツオのたたきを扇状にのせる。

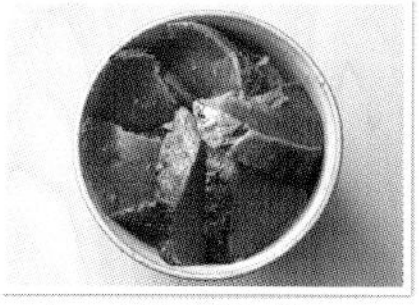
カツオを扇状に並べる

2 真ん中に卵黄をのせ、すりごまをふりかけ、スープを回しかける。

おいしさのコツ！

寒いときは、白だしを温めてかける。

豚バラとキャベツのピリ辛スープ

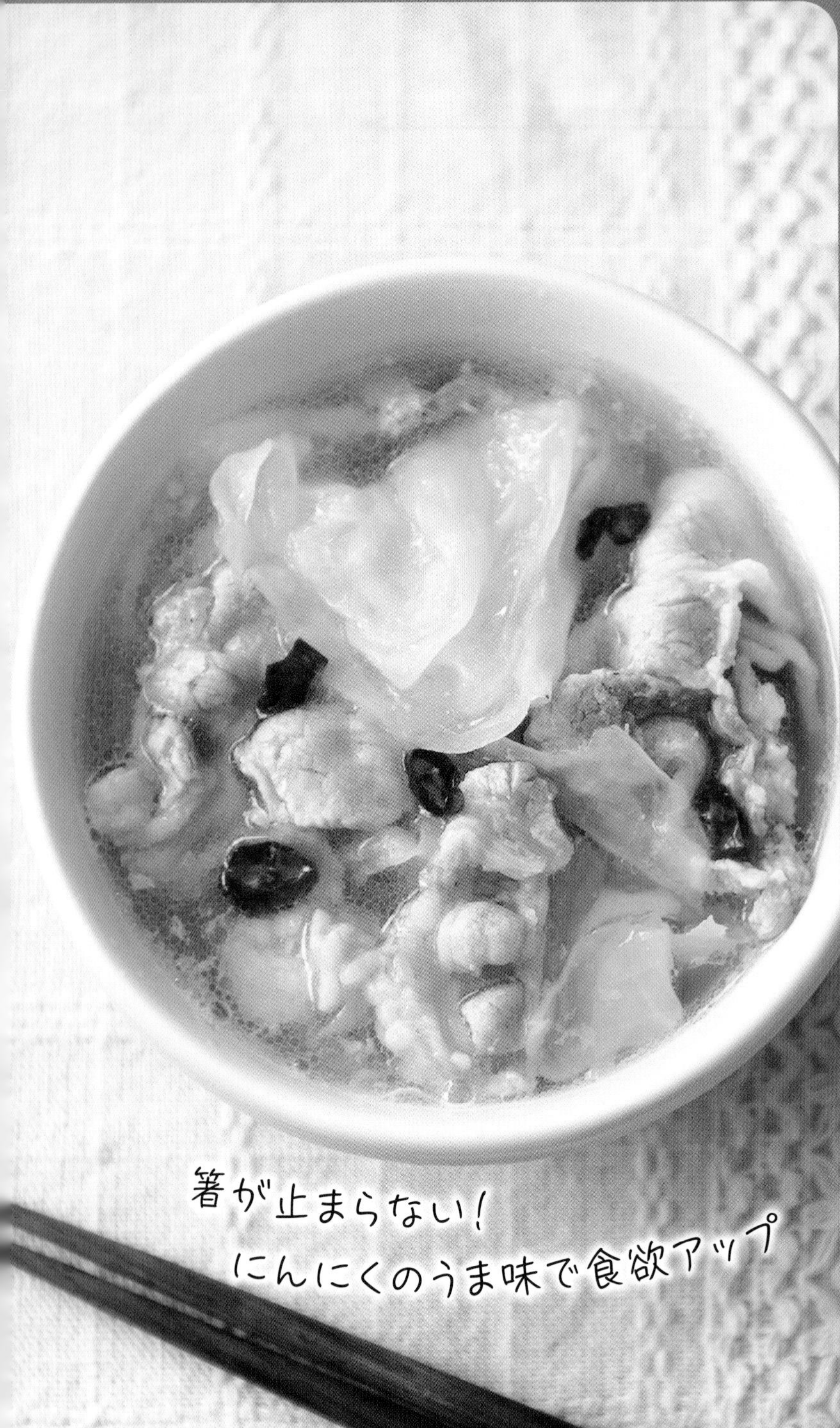

箸が止まらない！
にんにくのうま味で食欲アップ

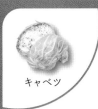

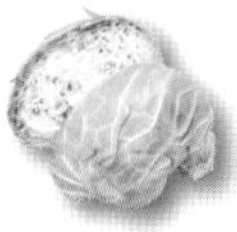

キャベツ

「食べすぎ」を解消

キャベツは「山盛り使う」がポイント

食べすぎた翌日は「豚バラとキャベツのピリ辛スープ」がおすすめ。キャベツは女性に嬉しい「**帳消しフード**」。食べすぎた翌日、キャベツたっぷりのスープを食べれば、食物繊維がお腹を満たし、お通じも改善。お菓子の食べすぎや無駄な食欲までも消してくれます。また、食べすぎて**弱った胃の粘膜を修復**するキャベジン（ビタミンU）のほか、豊富に含まれるビタミンCが疲労した肝臓の働きも助けてくれます。

このスープをおいしくするには、キャベツを山盛り使うこと。軽く煮込めばあっという間にかさが減り、豚肉のうまいエキスをたっぷり吸い込んだキャベツは、驚くほど無限に食べられます。

そしてさっぱり食べたいときは、レモンの輪切りを加えましょう。爽やかな香りが一面に広がり、やみつきになるおいしさです。

食べすぎたらキャベツ！
過剰な摂取カロリー減——

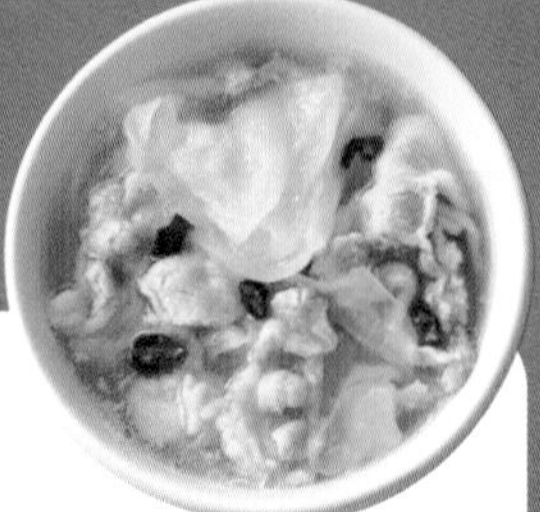

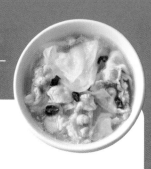

材料（2人分）

具材

キャベツ（ざく切り）—— 4枚（200g）
豚バラ肉 —— 100g

にんにく（すりおろし）—— 小さじ1

スープの素

A 白だし、酒 —— 各大さじ2
A 水 —— 300ml

〈好みのトッピング〉
刻み唐辛子、レモン（輪切り）— 各適量

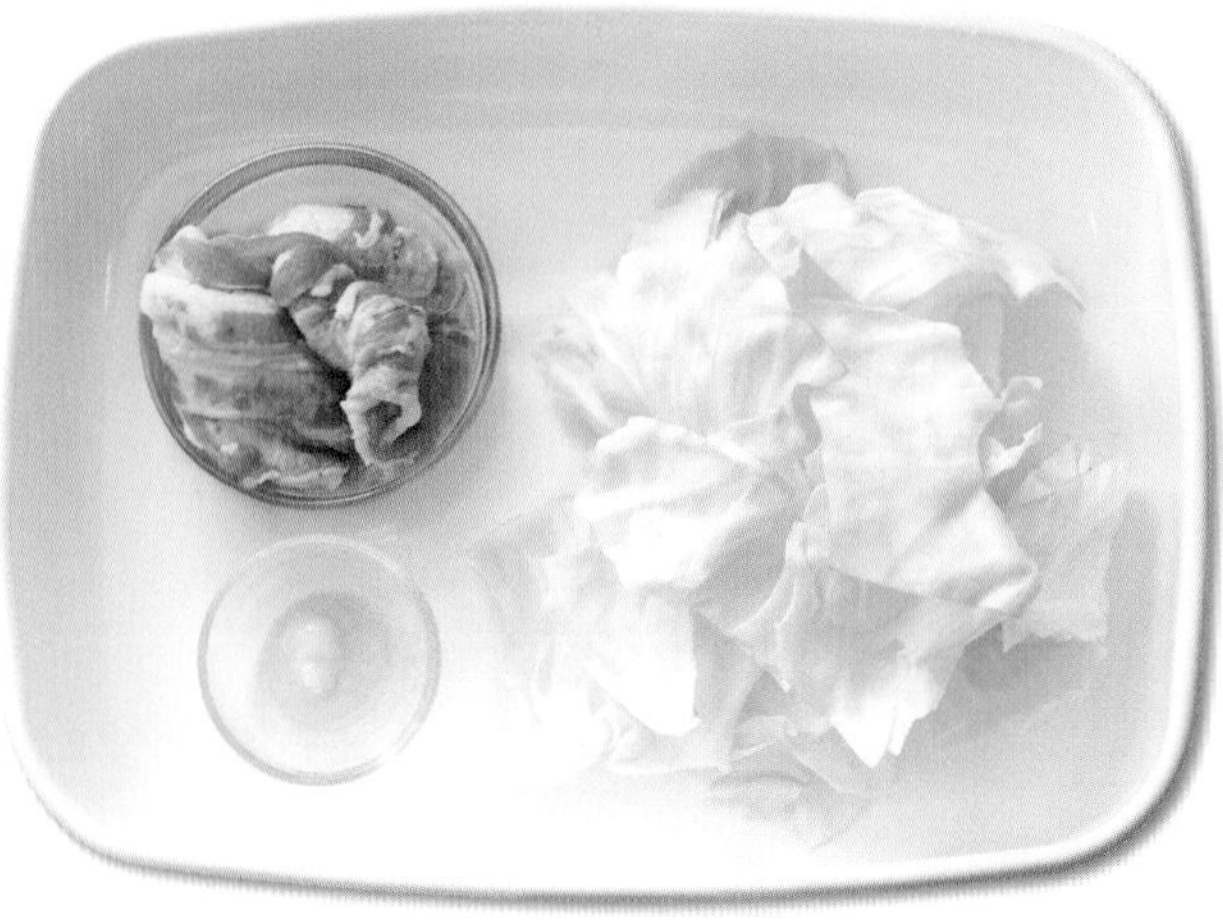

おおよその値段
240円

豚バラとキャベツのピリ辛スープ

つくる時間 9 MINUTES

つくり方

1 鍋にキャベツ、豚バラ肉を入れてAを注ぐ。

2 ふたをして中火にかけ、キャベツがやわらかくなるまで8分ほど煮る。

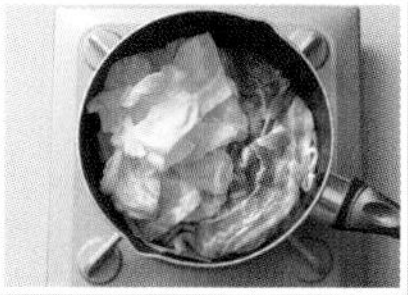

豚バラ肉は長い状態で入れる

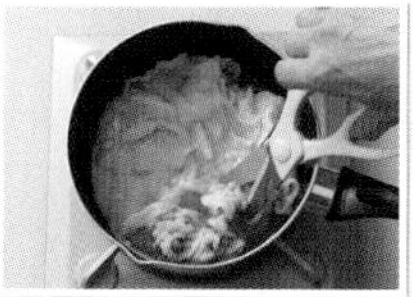

キッチンバサミで4cm幅に切る

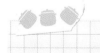

おいしさのコツ！

たっぷりキャベツでスープに甘みをプラス！

アジアンな香り！ベトナム風スープ

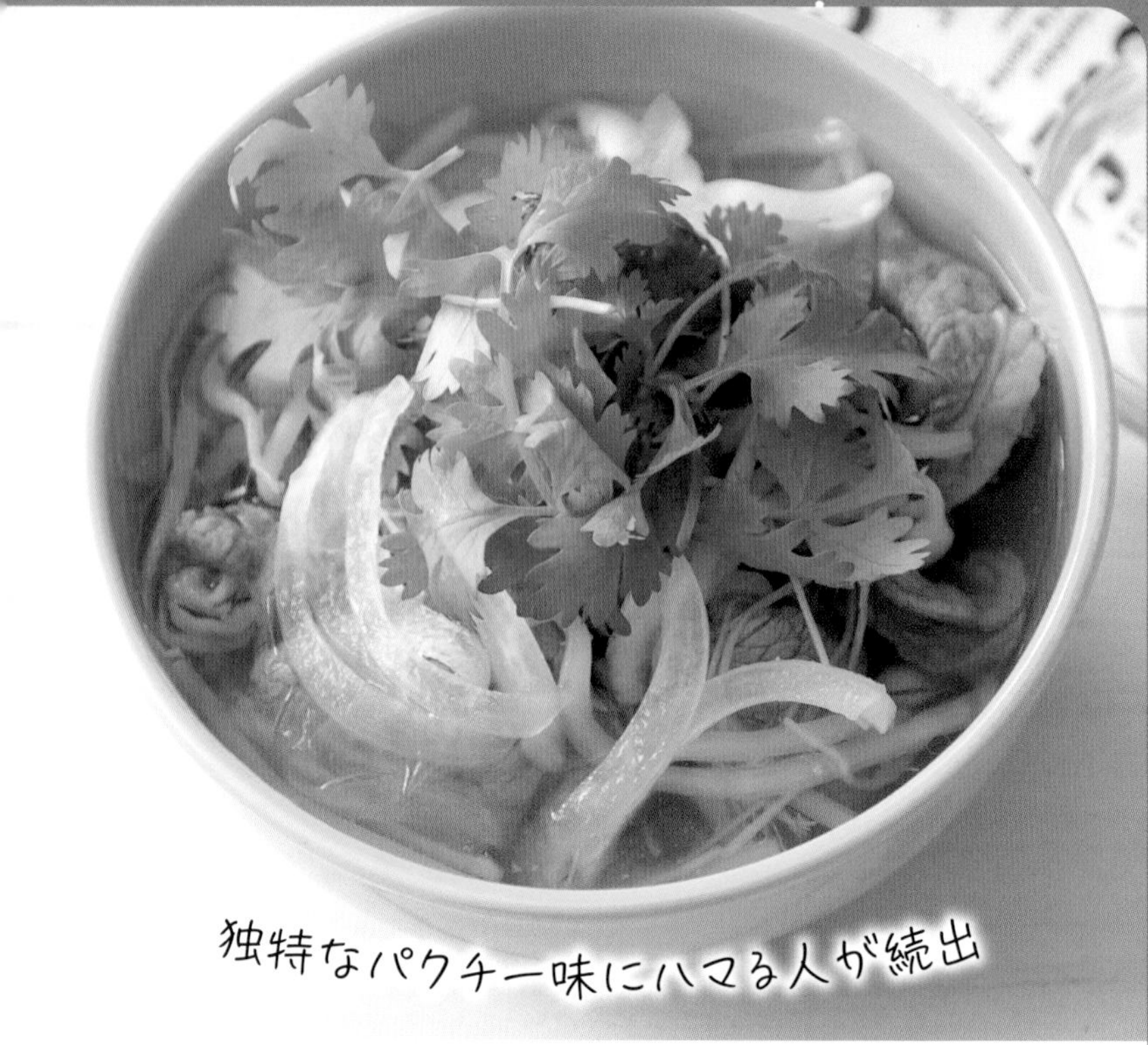

独特なパクチー味にハマる人が続出

つくる時間 6 MINUTES

おおよその値段 260円

つくり方

下準備

玉ねぎは縦薄切りにして、水にさらし、キッチンペーパーで水気を切る。

1 鍋にA、もやしを入れ強火にかける。沸騰したら牛肉を入れてさっと火を通し、アクをとる。

2 器に盛り、玉ねぎ、パクチーをのせる。

材料（2人分）

具材

牛薄切り肉	100g
もやし	1/2 袋
玉ねぎ（薄切り）	1/4 個
パクチー	ひとつかみ

スープの素

A	鶏がらスープの素	小さじ 1
	ナンプラー	大さじ 1/2
	水	300ml

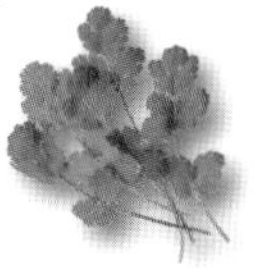

パクチー

「老廃物」を出す パクチーの「すごいデトックス効果」

老廃物のデトックスには、「アジアンな香り！　ベトナム風スープ」が効きます。

パクチーは**毒出しハーブ**の代表格。体内に溜まった毒素や老廃物を体の外に出す「**キレート作用**」があります。体内の不要物を体外に出すのがダイエットの基本。不要物を排出し、代謝が高まれば、全身の血行やリンパの流れがよくなり、**溜まった疲れやだるさも吹っ飛びます**。

このスープをおいしくするには「パクチー」をたっぷり使うこと。パクチーの独特なエスニックな香りは、口に入れた瞬間、ぱっと広がり、体内の毒出しスイッチがオンになる感覚がします。

牛肉は色が変わったらさっと取り出し、沸騰させてアクをとれば、お店のような上品なベトナム風スープが誰にでもつくれます。

高野豆腐のけんちん汁

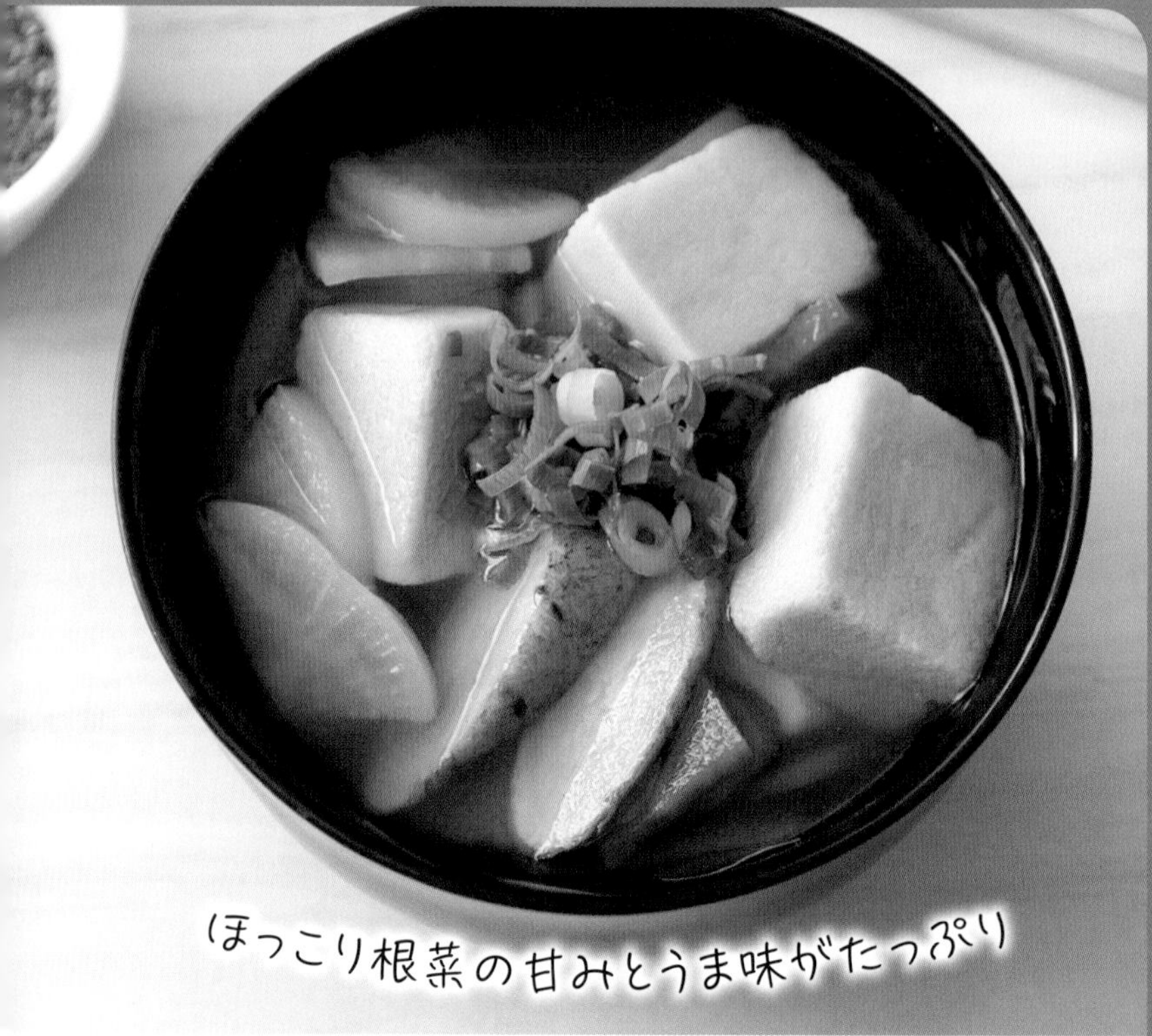

ほっこり根菜の甘みとうま味がたっぷり

つくり方

1 鍋ににんじん、大根、ごぼう、Aを入れ、ぴっちりふたをして強火で3分蒸しいためにする。

2 Bと高野豆腐を加え、ふたをして中火で、具材がやわらかくなるまで5分ほど煮る。

〈好みのトッピング〉
七味唐辛子、刻み青ねぎ — 各適量

材料（2人分）

具材

高野豆腐（一口サイズ） — 8個
にんじん 1/3本、大根 — 4cm
（各いちょう切り）合計100g
ごぼう（薄切り） — 50g

〈蒸しいため〉

A
- 水 — 50ml
- ごま油 — 小さじ1/2
- 塩 — ひとつまみ

スープの素

B
- 白だし — 大さじ1
- 酒 — 大さじ1
- 水 — 300ml

つくる時間 8 MINUTES

おおよその値段 210円

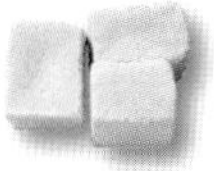

高野豆腐

「老化」を防ぐ

なぜ「飲むだけで、やせる」のか？

飲むだけでやせて若返るスープ——それが「高野豆腐のけんちん汁」。

高野豆腐は日本が誇るスーパーフード。**老化を促す過酸化脂質を抑えるサポニンが豊富**です。さらに新しい肌細胞とうるおい細胞を育てる亜鉛、その材料になるタンパク質がたっぷり含まれます。

また、骨を若くしてくれるカルシウムの含有量もトップクラス。1日1個食べれば、若々しく理想のスリム体型に軽々と導きます。

このスープをおいしくするには、最初に根菜を蒸しいためにすること。にんじん、大根独特の土臭さがコクに変わり、甘みも引き立ちます。そのうま味が溶け出した汁をたっぷり含んだ高野豆腐のおいしいこと。

噛むほどにジュワーッとエキスがあふれ出し、老若男女問わず喜ばれる人気の1杯です。

サバと白菜のごまポン酢スープ

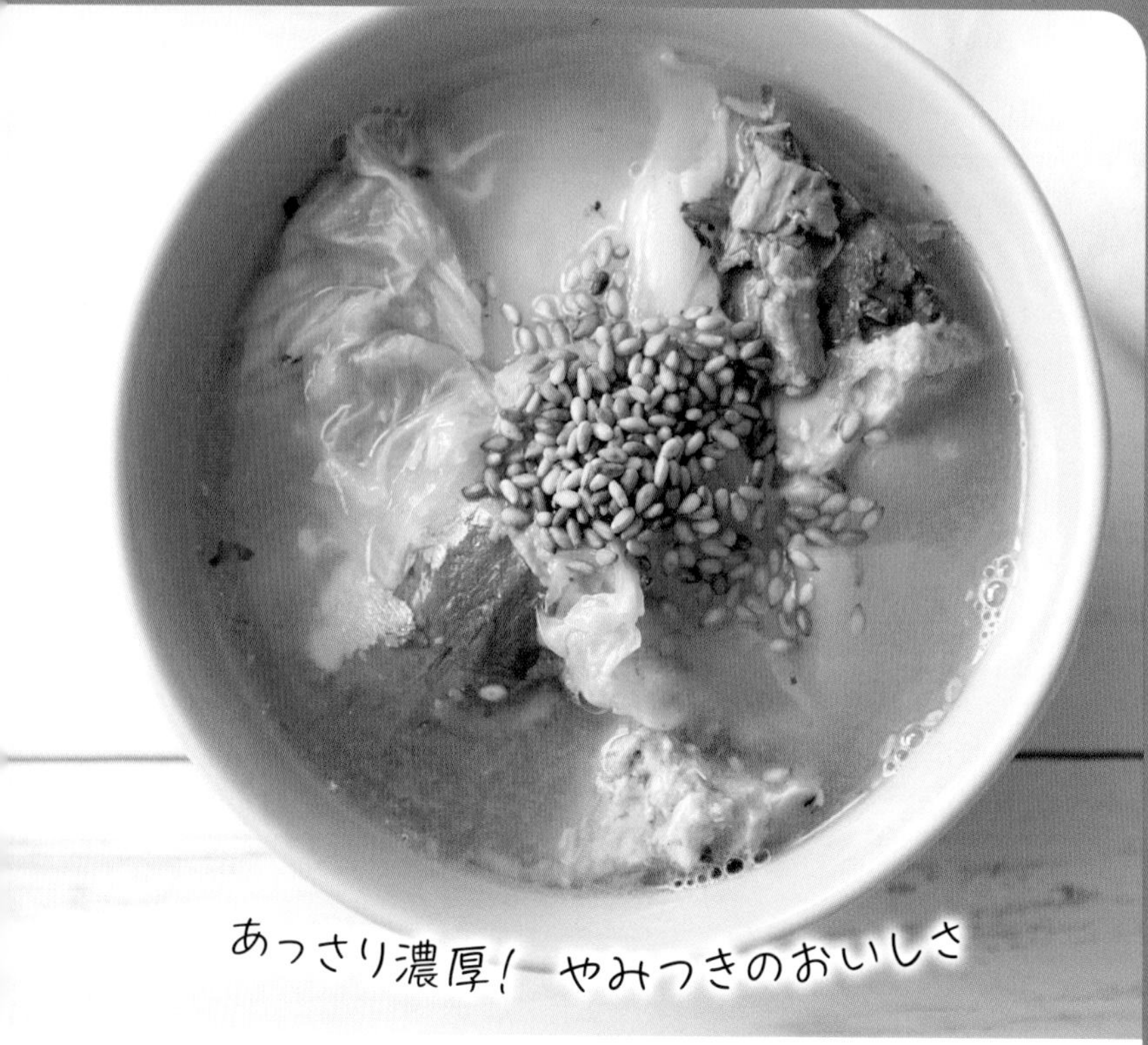

あっさり濃厚！ やみつきのおいしさ

材料（2人分）

具材

サバ水煮缶	1缶
白菜（3cm幅）	1/8個
酒	大さじ3
ごま油	大さじ1/2

スープの素

A	ポン酢	大さじ2～3
A	ゆずこしょう	小さじ1/2
	水	300ml

〈好みのトッピング〉

煎りごま ―― 適量

つくり方

1 鍋にサバ缶、白菜、酒、ごま油を入れ、ふたをして、中火で6分ほど蒸し煮にする。

2 水を加え強火にかけ、煮立ったら火を止めてAを加える。

おいしさのコツ！

酸味が苦手な人はポン酢の量を減らして調整する。

つくる時間 9 MINUTES

おおよその値段 190円

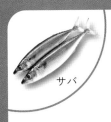

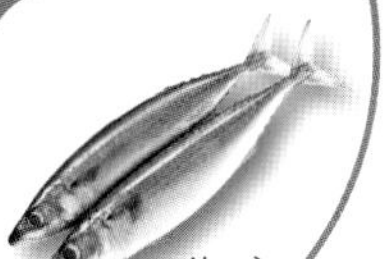

サバ

「更年期太り」を解消

40代になれば「スープの楽しみ」も変わる

更年期太りを防ぐ――それが「サバと白菜のごまポン酢スープ」です。

サバは更年期女性の救世主。サバの脂肪には女性の健康に欠かせない**EPA**や**DHA**がたっぷり含まれます。特に、ＥＰＡは悪玉コレステロールや中性脂肪を減らし、脂肪でドロドロになった血液をサラサラにします。さらに更年期特有のイライラや**ストレスを緩和**し、心を穏やかに保つほか、**脂肪の燃焼**までも手助けしてくれます。

このスープをおいしくするにはポン酢でさっぱり仕上げること。爽やかな柑橘類の香りとサバのオイルの相性は抜群。「後味さっぱり！」ととろける白菜の甘みとのバランスも絶妙です。

サバ缶は汁ごと使えば調味料いらず。サバのうま味とほどよい塩分で、手間をかけなくても十分おいしいおかず級のスープになります。

エビと豆腐のサンラータン

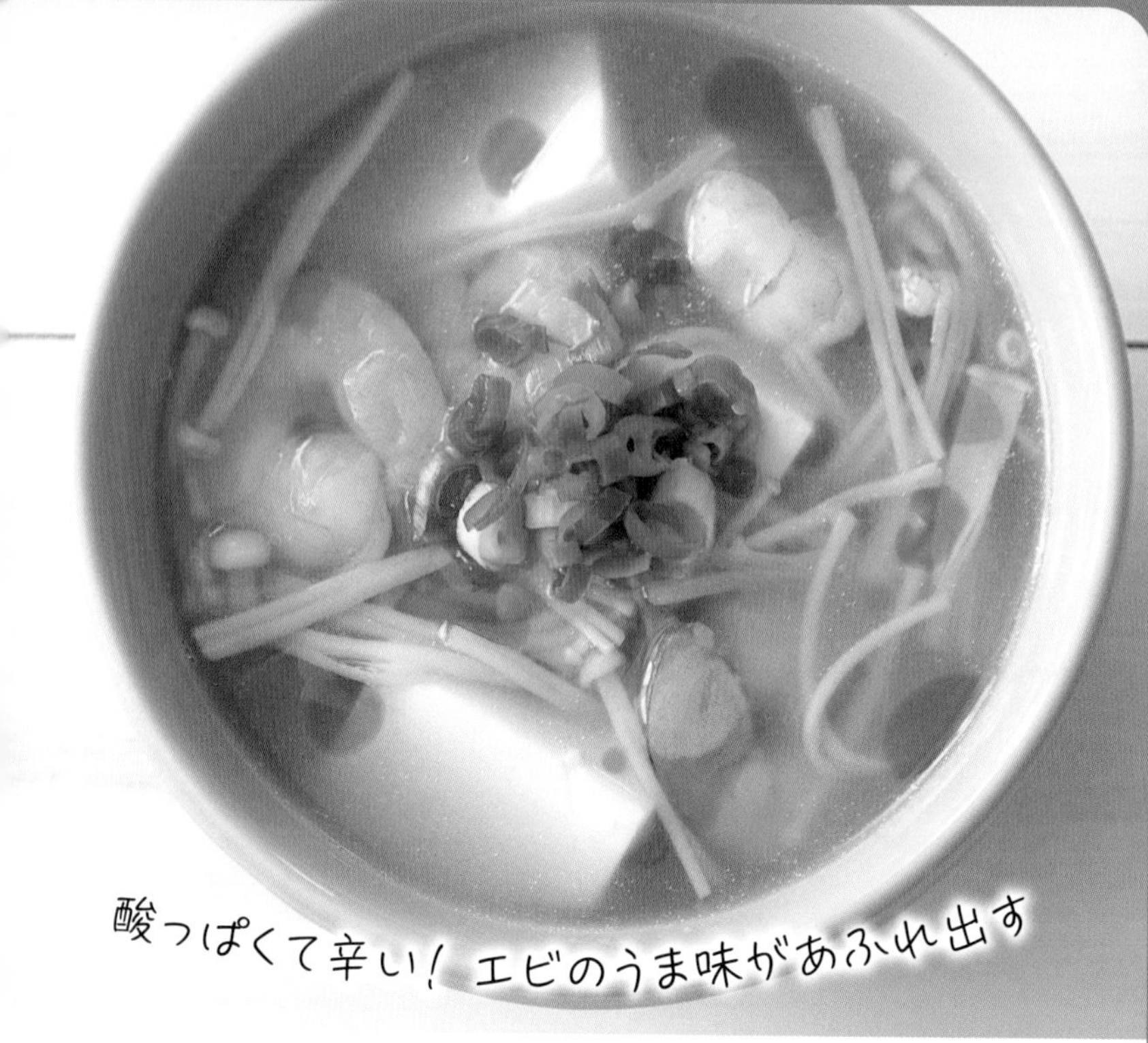

酸っぱくて辛い！ エビのうま味があふれ出す

つくり方

1 鍋にすべての材料を入れ、ふたをして強火にかける。

2 沸騰したら中火にして、エビの色が変わるまで3分ほど煮る。

材料（2人分）

具材

冷凍エビ ―――― 100g
豆腐（2㎝角） ―――― 1丁＊3連のもの
えのき（ざく切り） ―――― 1/2袋

スープの素

鶏がらスープの素、しょうゆ、酒、
　酢、ごま油 ―――― 各大さじ1/2

〈好みのトッピング〉
刻み青ねぎ、ラー油 ―――― 各適量

おいしさのコツ！

エビの色が変わったら火を止めると、プリッと仕上がる。

つくる時間
5
MINUTES

おおよその値段
190円

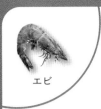

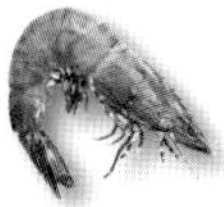

エビ

「皮下脂肪」を減らす

やみつきになる「酸味のおいしさ」

代謝を一気に上げてやせる――それが「エビと豆腐のサンラータン」。

エビは「健康長寿のシンボル」。低脂肪で高タンパク、年齢を重ねて代謝が落ちた体に嬉しい食品です。エビの赤い色素、**アスタキサンチンは強力な抗酸化パワー**があり、アミノ酸の一種、ベタインが脂質代謝をスムーズに導きます。また、皮膚の新陳代謝を活発にする高濃度コラーゲンが含まれ、**美しくやせるサポート**をしてくれます。

このスープをおいしくするにはお酢に火を入れること。お酢は軽く加熱するとキリッと味がしまり、コクが出ます。酸味のおいしさがやみつきになる、酸っぱ辛いサンラータンをつくる秘訣です。

最後にラー油を回しかければ、ピリッと辛くて風味豊かな味わい深いスープに仕上がります。気分もスッキリ晴れやかになります。

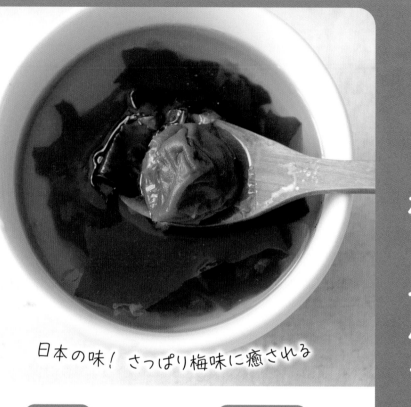

ワカメと梅の即席スープ

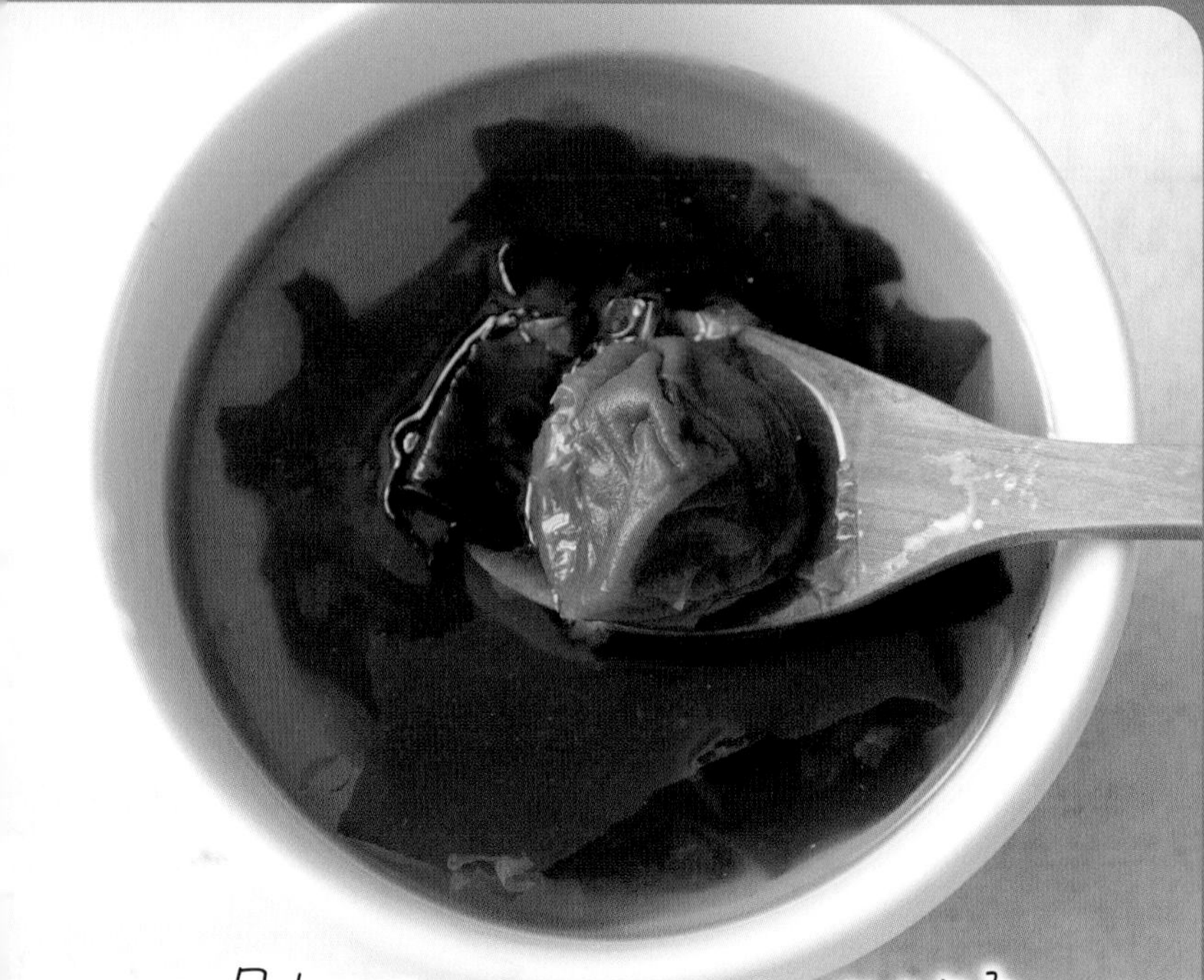

日本の味！ さっぱり梅味に癒される

つくり方

1 器にすべての材料を入れて、ふたをする。ワカメが戻ったら、よく混ぜる。

材料（1人分）

具材

乾燥ワカメ	大さじ 1/2
梅干し	1粒
カツオ節（パック）	大さじ 2
熱湯	150ml
しょうゆ	小さじ 1/2

おいしさのコツ！

切り干し大根、お麩、糸寒天、刻みのり、干ししいたけなど、好みの乾物を入れてもよい。

つくる時間 2 MINUTES

おおよその値段 80円

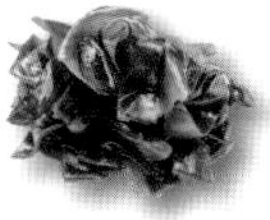

ワカメ

「お腹の脂肪」を解消

ワカメの「抜群の栄養バランス」を堪能

お腹の脂肪を落としたいなら、「ワカメと梅の即席スープ」がおすすめ。

ワカメはヘルシー食品の代表。抜群の栄養バランスで、お腹を凹ませます。大量に含まれる**ヨードは新陳代謝を活発**にし、細胞を活性化。さらに**脂肪を燃やす成分、フコキサンチン**が脂肪細胞の脂肪を体温として燃やし発散してくれます。

このスープをおいしくするには、梅干しとワカメを組み合わせること。梅の酸味が食欲をそそり、たっぷりワカメを噛むほどに、甘酸っぱさと爽やかな香りがお口いっぱいに広がります。

そして最後に「カツオ節」を加えれば、香りとうま味が倍増して、上品な奥深い味わいに変わります。食べ応えもアップして、1杯食べればお腹が満たされる、やせたい女性に人気の即席スープです。

コーン中華スープ

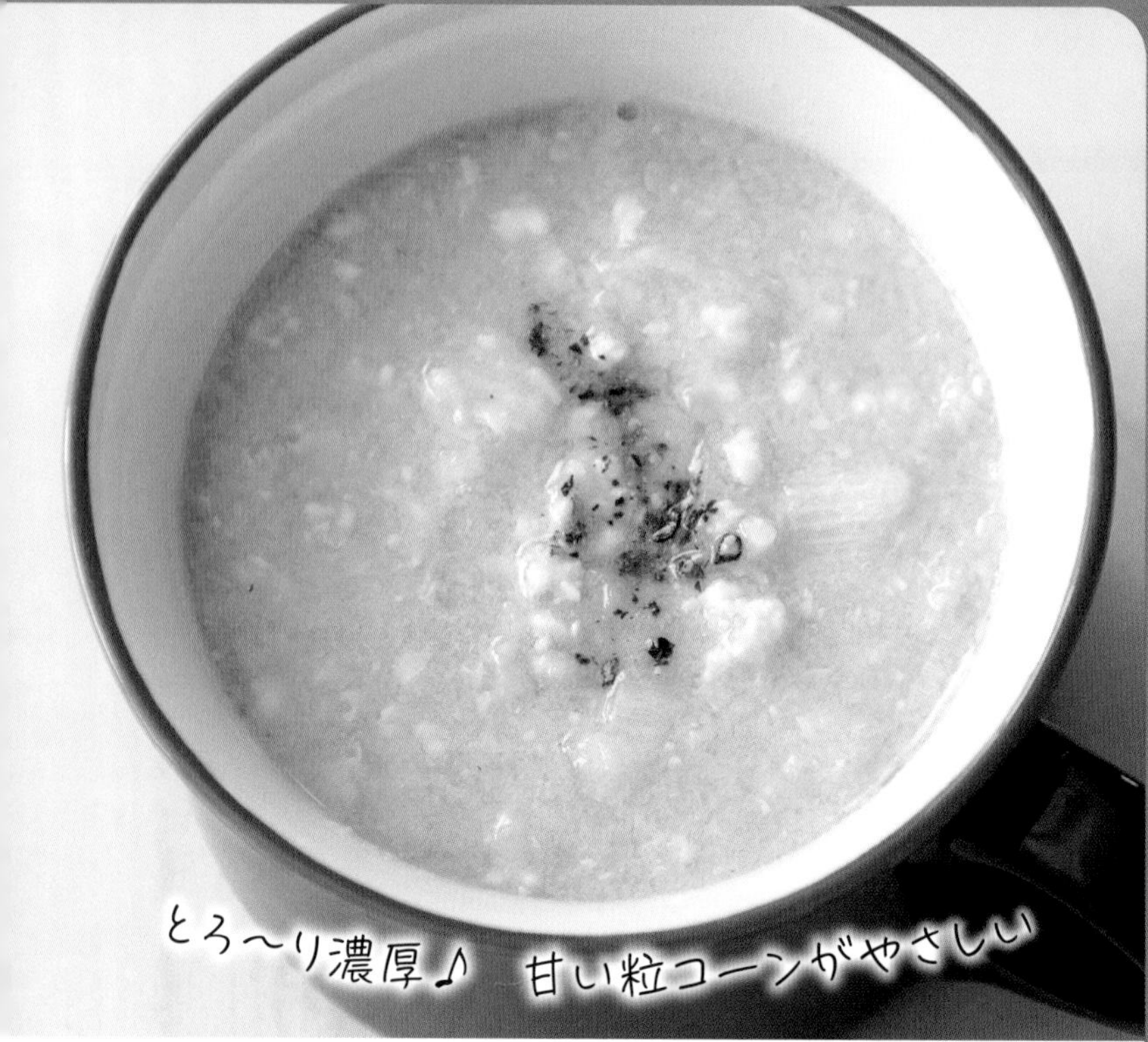

とろ〜り濃厚♪ 甘い粒コーンがやさしい

つくる時間 6 MINUTES

おおよその値段 230円

つくり方

1 鍋にすべての材料を入れて、ふたをして強火にかける。

2 沸騰したら中火にして、鶏ひき肉を鍋の中で細かくほぐし、4分ほど煮る。

材料（2人分）

具材

鶏ひき肉	100g
長ねぎ（小口切り）	1/4 本
しょうが（すりおろし）	小さじ 1

スープの素

クリームコーン	1 缶（200g）
鶏がらスープの素	大さじ 1/2
水	150ml

おいしさのコツ！

鶏ひき肉は沸騰してからほぐすと、スープが濁らない。

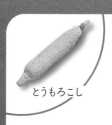

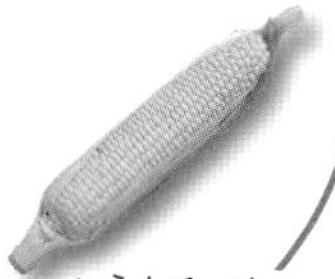

とうもろこし

「代謝」を上げる

何をしても「やせられない」ときは？

体重が減らないときの救世主——それが「コーン中華スープ」です。
コーンは最高の美腸フード。栄養吸収の要、豊富な食物繊維が腸内環境を整えて**便通を改善**します。また、過剰な糖質や脂質の代謝を促すビタミンB_1、B_2を含み、相乗効果で滞った**代謝を改善**し、肥満を防ぎます。さらにコーンは主食級のエネルギーを持つ貴重な野菜。特に、食事制限をして栄養不足気味で、なかなかやせない人におすすめの食品です。

このスープをおいしくするにはコーンと鶏ひき肉を組み合わせること。甘いコーンとひき肉のコク、それぞれのうま味がマッチして、牛乳なしでもとろり濃厚なスープに仕上がります。アクセントにしょうがを加えれば食べるほどに体がポカポカ温まります。朝冷えやすく、元気が出ない人は朝食の定番にしたい栄養満点スープです。

Column 3

女性が40代から「きれいにやせる」法

40代からきれいにやせるには、「**糖化**」と「**酸化**」**を防ぐ**ことが重要。

糖化とは「体のコゲ」のこと。代謝の低下で血液中にあふれた糖がタンパク質と結合し、細胞を劣化させるのです。糖化を防ぐには、食べる順番がポイント。「**①野菜やキノコ類→②肉・魚類→③炭水化物**」の順番で食べると。血糖値の上昇がゆるやかになり、効果的です。

酸化とは「体のサビ」のこと。体内で活性酸素が増えすぎると、タンパク質、脂質が酸化し、細胞の働きが低下します。酸化には、**抗酸化力に優れた栄養素**をとって対抗しましょう。おすすめは次のとおり。

【β－カロテン】にんじん、かぼちゃ。【ビタミンC】レモン、ブロッコリー、小松菜。【ビタミンE】かぼちゃ、イワシ。【ポリフェノール】大豆、赤ワインなど。

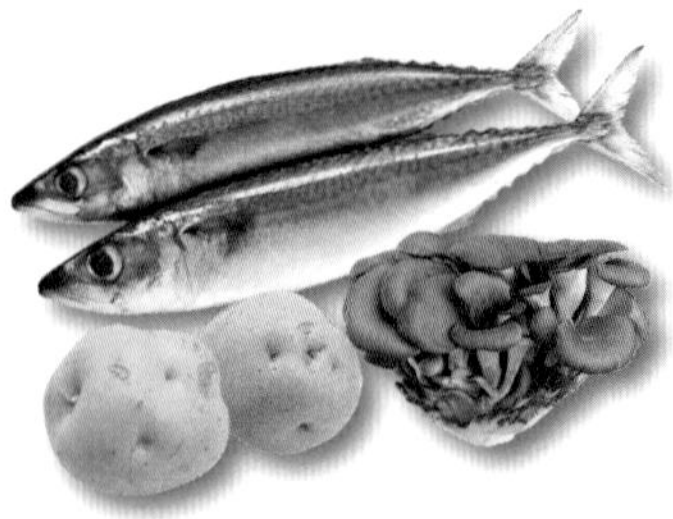

4章

「便秘」を解決！腸の中をきれいに整えるスープ

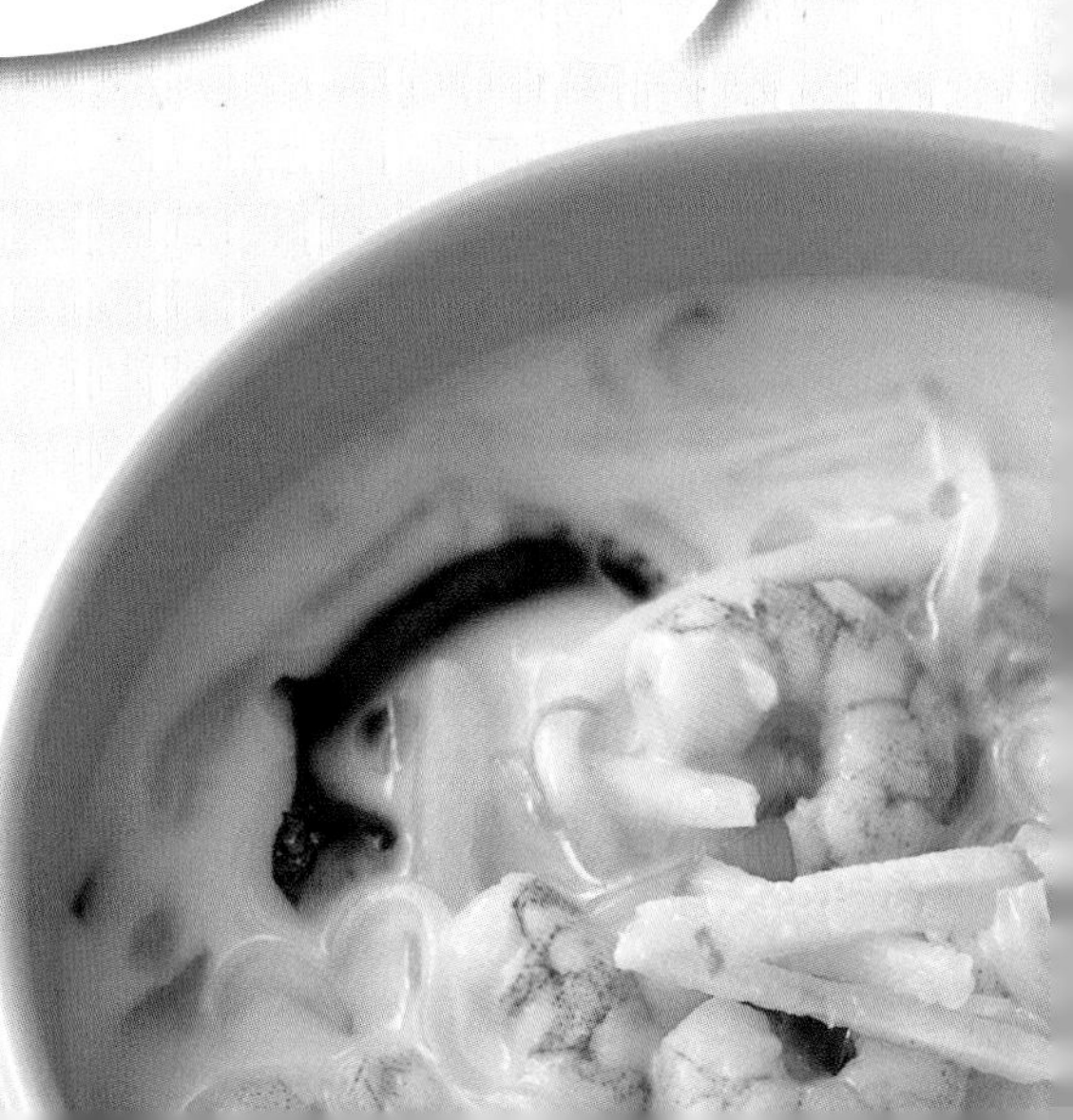

ブロッコリーの禅カレースープ

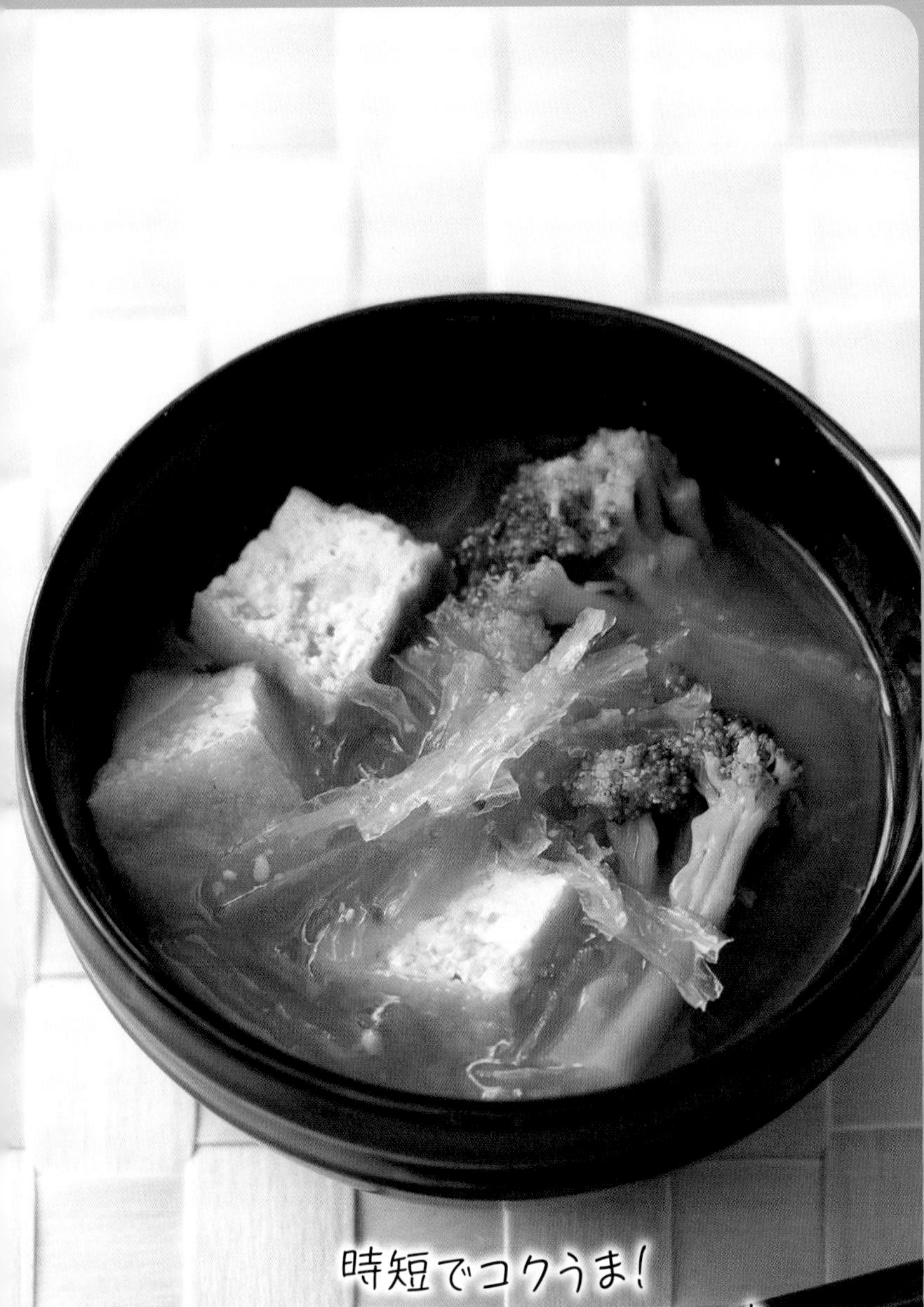

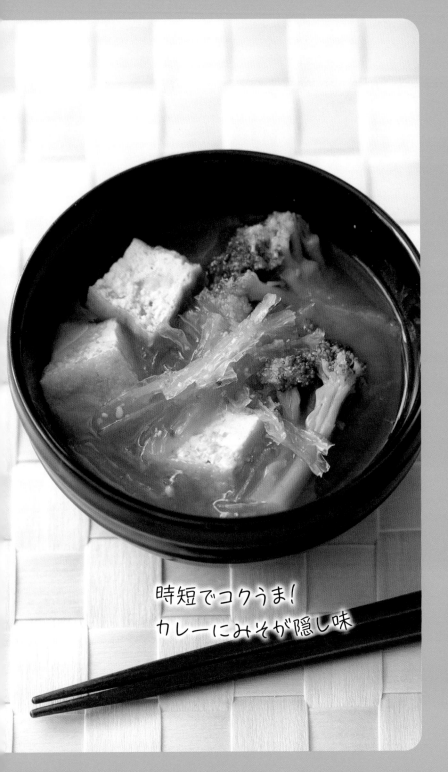

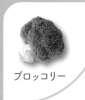

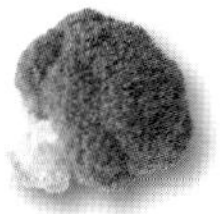

ブロッコリー

「お通じ」改善

「食物繊維の力」を賢く使ってみる

女性の永遠の悩みといえば便秘。じつは原因はさまざまです。

そこでこの章では、便秘の症状別に効果的なスープをご紹介します。

まずは、下腹ポッコリを解消する「ブロッコリーの禅カレースープ」。

ブロッコリーは、お通じを改善する**食物繊維**の含有量が、**野菜の中でもトップクラス**。**美肌をつくるビタミンA・C**のほか、**肌の血行をよくする鉄**も含まれるスーパー野菜です。

このスープをおいしくするには、隠し味にみそを使うこと。スパイシーなカレーにみそを加えると、みそ独特の風味とコクが増して、肉類なしでもおいしくなります。さらに、みそと相性のいい厚揚げを足せば、ボリューム満点。最後に糸寒天を添えれば、口の中でツルンと弾けて、食べるほどニッコリ！　いろいろな食感を楽しめる1杯です。

腹が凹む！　ブロッコリーでお通じ改善——

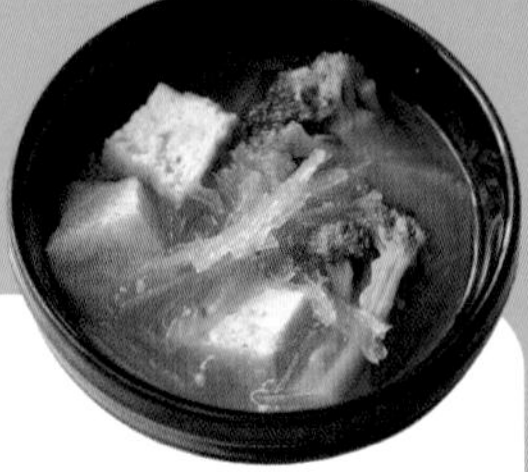

材料（2人分）

具材

ブロッコリー（冷凍）	1/2袋（100g）
厚揚げ（2cm角）	1枚
糸寒天	4つかみ

スープの素

A	カレー粉	小さじ1
A	白だし	大さじ1
A	水	300ml
	みそ	大さじ1

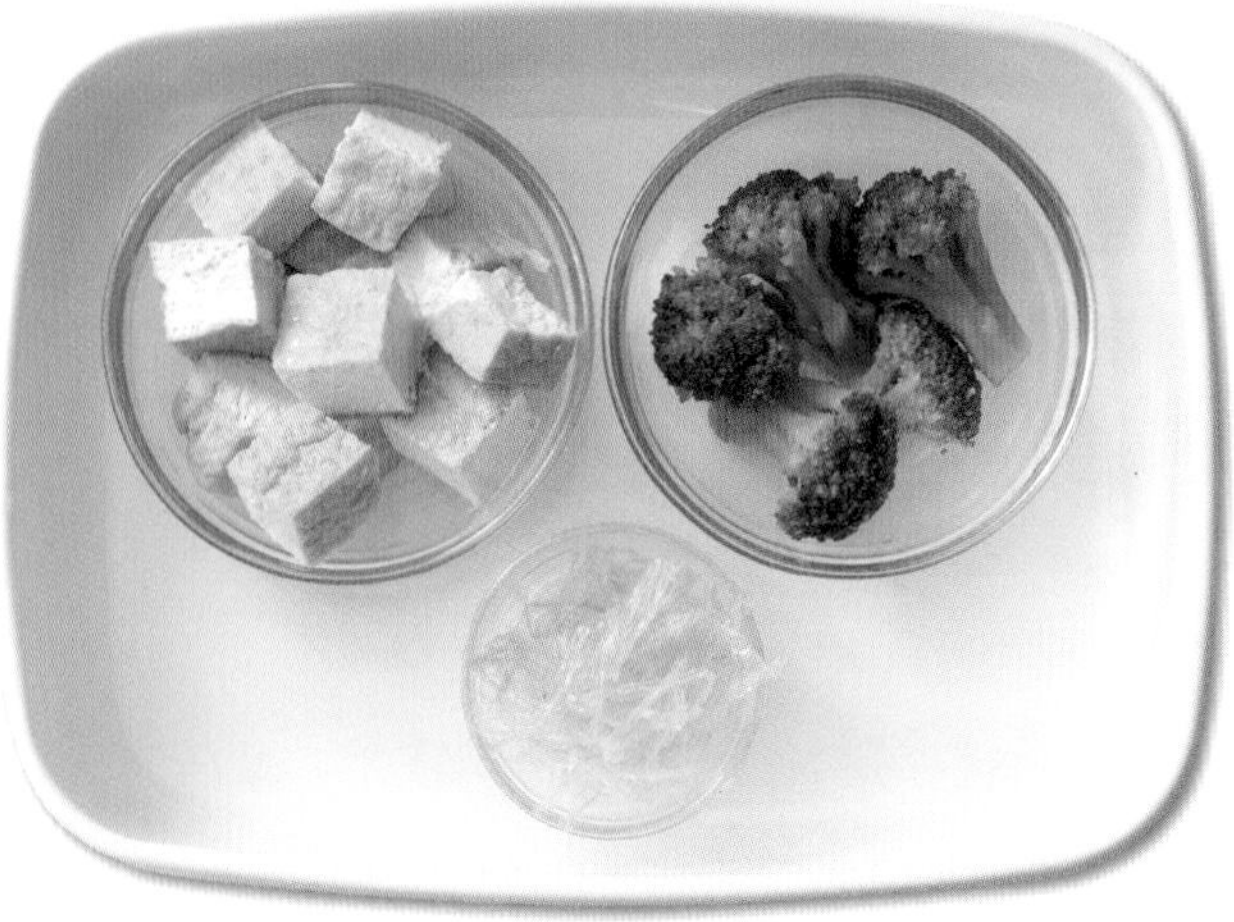

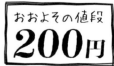

おおよその値段
200円

ブロッコリーの禅カレースープ

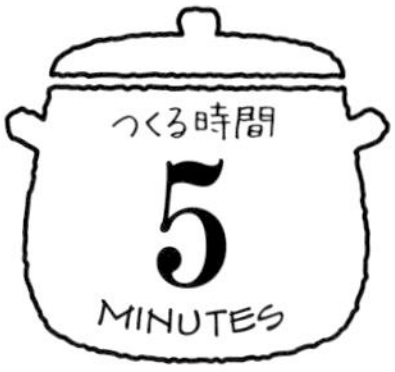

つくり方

1 鍋にブロッコリー、厚揚げ、Aを入れ、ふたをして中火で3分ほど煮る。

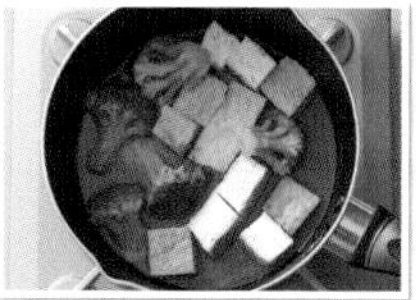
カレー粉をよく溶く

2 火を止めて、みそを溶き入れ、糸寒天を加える。

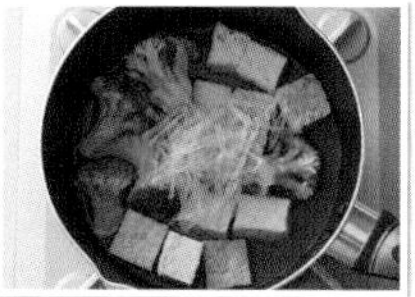
糸寒天をスープに浸す

おいしさのコツ!

みそと白だしで、さっぱりコクうまな和風カレースープになる。

なめこと明太子のとろろ鍋

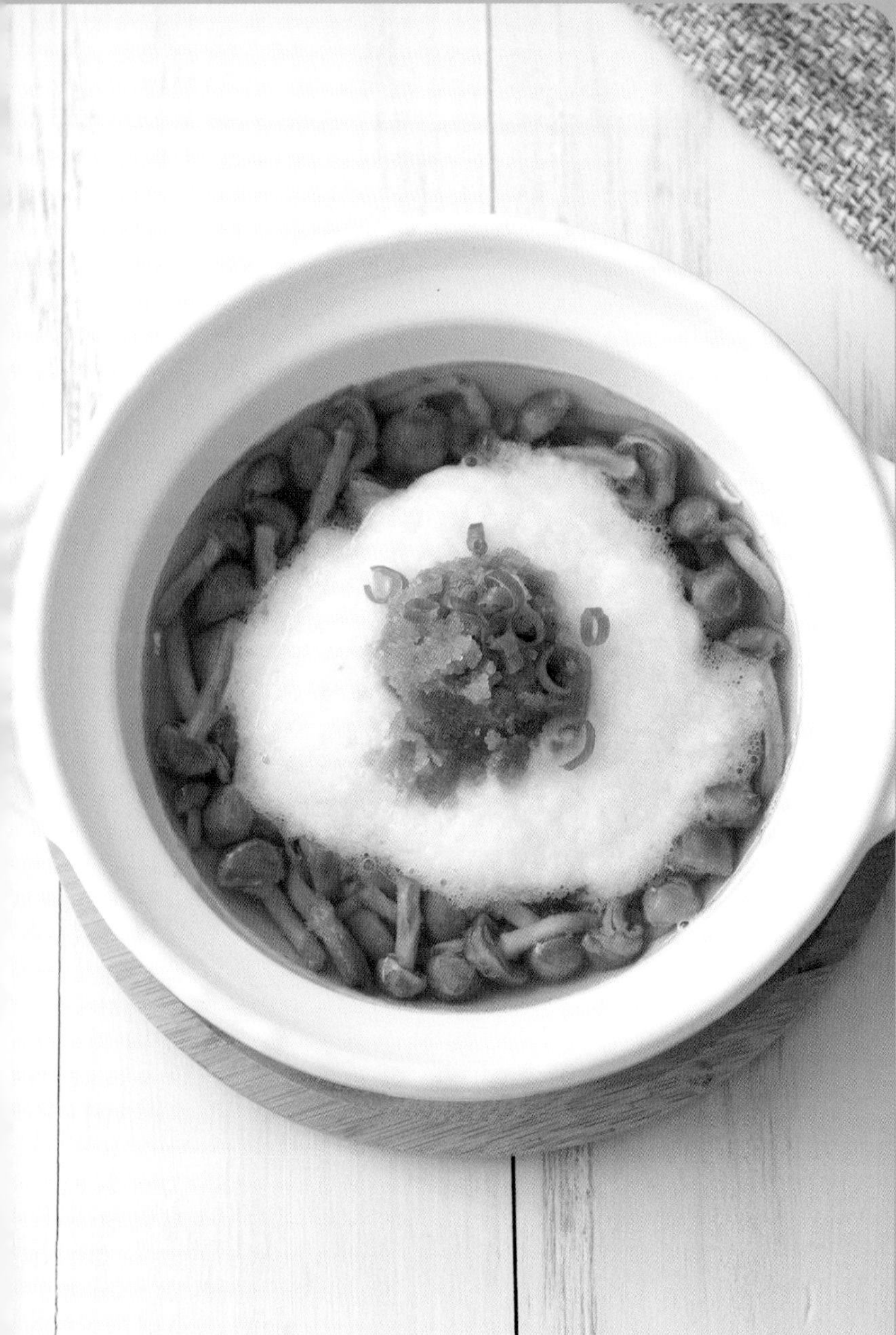

とろろのふわふわ食感がクセになる

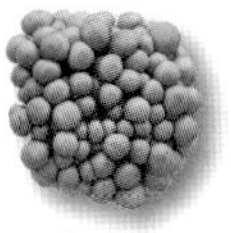

なめこ

「腸の汚れ」を消す

美しい人の「腸」はなぜ、美しい？

腸がきれいな人は肌もきれい――。ここでは食べるたびに美肌になるスープ「なめこと明太子のとろろ鍋」をご紹介します。

なめこは「腸を整える万能きのこ」。なめこの表面のぬめり成分、**ペクチン**が水分を含んで、**硬い便をやわらかく**したり、善玉菌の乳酸菌を増やして、腸内環境をよくしてくれます。さらに、なめこは腸内の有害物質をしっかりと吸着し、便と一緒に外に出す力も秘めています。

この鍋をおいしくするには、なめこを水から煮込むこと。なめこのうま味成分は温度の上昇とともに抽出されます。この鍋の底支えとなるのは、なめこのうま味。最初から加えるだけで、グッと味わい深くなります。そして最後に、辛子明太子を加えます。ピリッと辛い明太子が口の中でプチプチッと弾けて気分も爽快。明太子ととろろの相性も抜群です。

整腸効果バツグン！

なめこで腸から美肌をつくる——

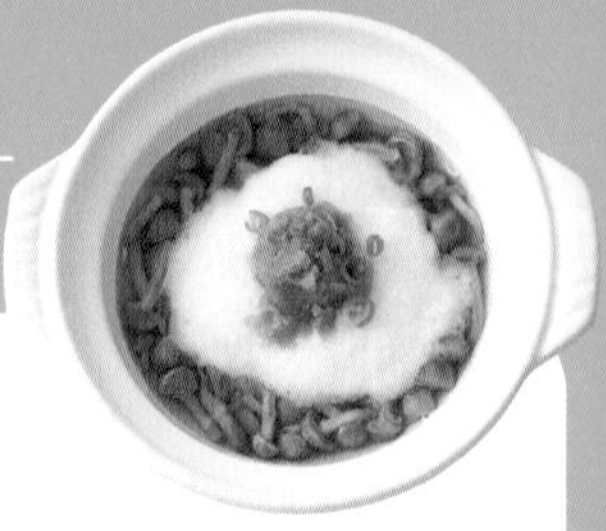

材料（2人分）

具材

絹豆腐……1丁（150g）

＊3連のもの

なめこ……1袋

A
- とろろ（冷凍）……100g
- 明太子（薄皮から出す）……1腹

スープの素

B
- 白だし……大さじ1
- 水……300ml

〈好みのトッピング〉

刻み青ねぎ……適量

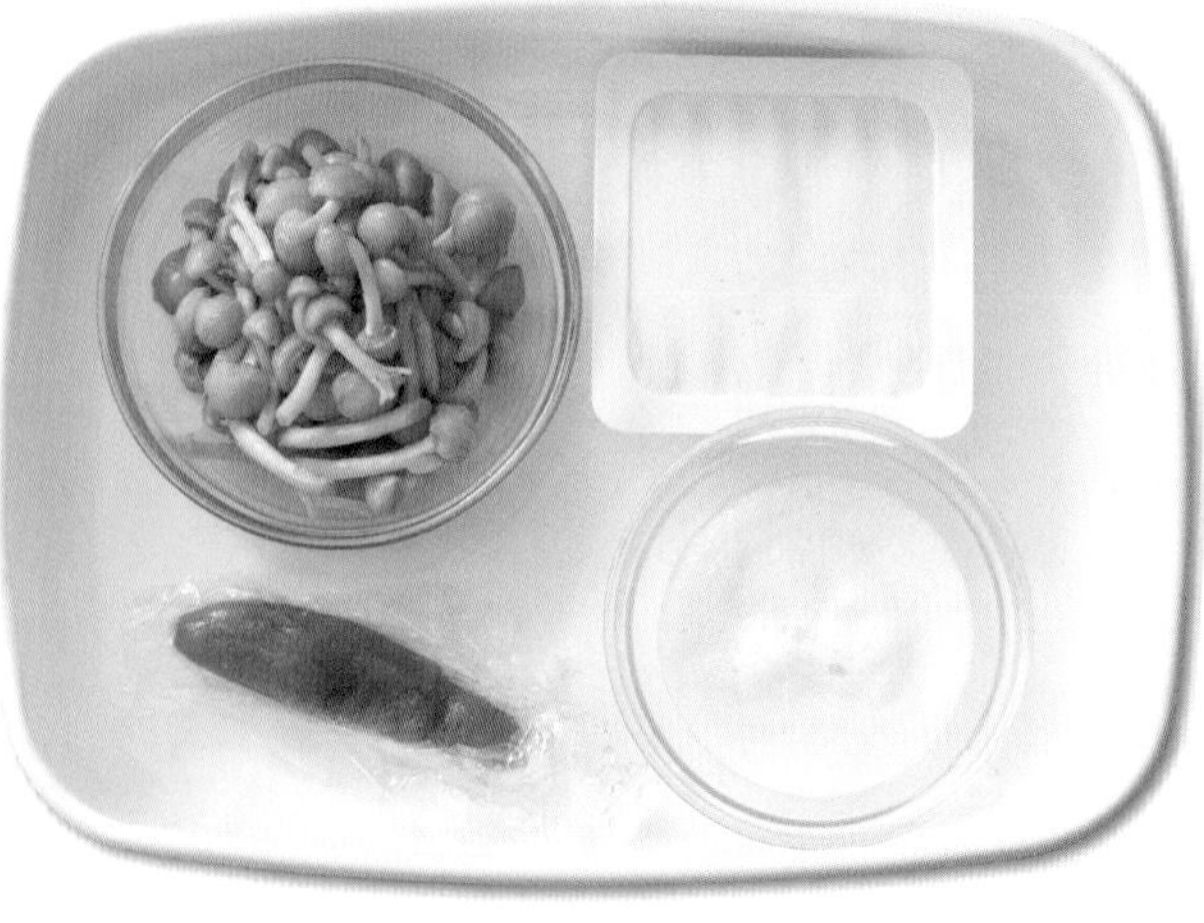

おおよその値段

240円

なめこと明太子のとろろ鍋

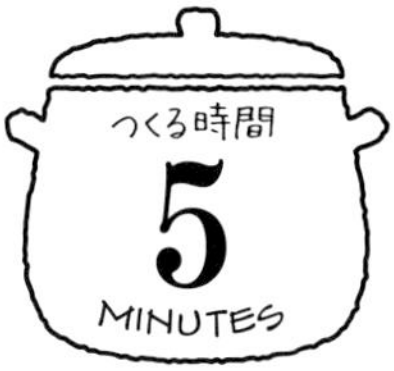

つくり方

1 鍋に絹豆腐となめこ、Bを入れ、ふたをして中火にかける。

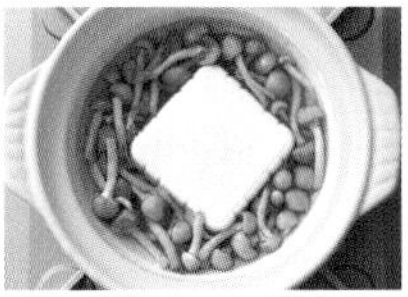

ふきこぼれないように
注意する

2 煮立ったら A を加える。

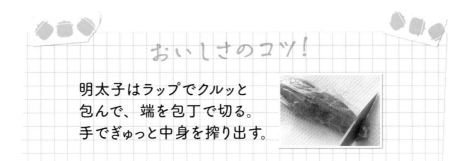

おいしさのコツ！

明太子はラップでクルッと
包んで、端を包丁で切る。
手でぎゅっと中身を搾り出す。

トマトと豚肉のチリコンカン

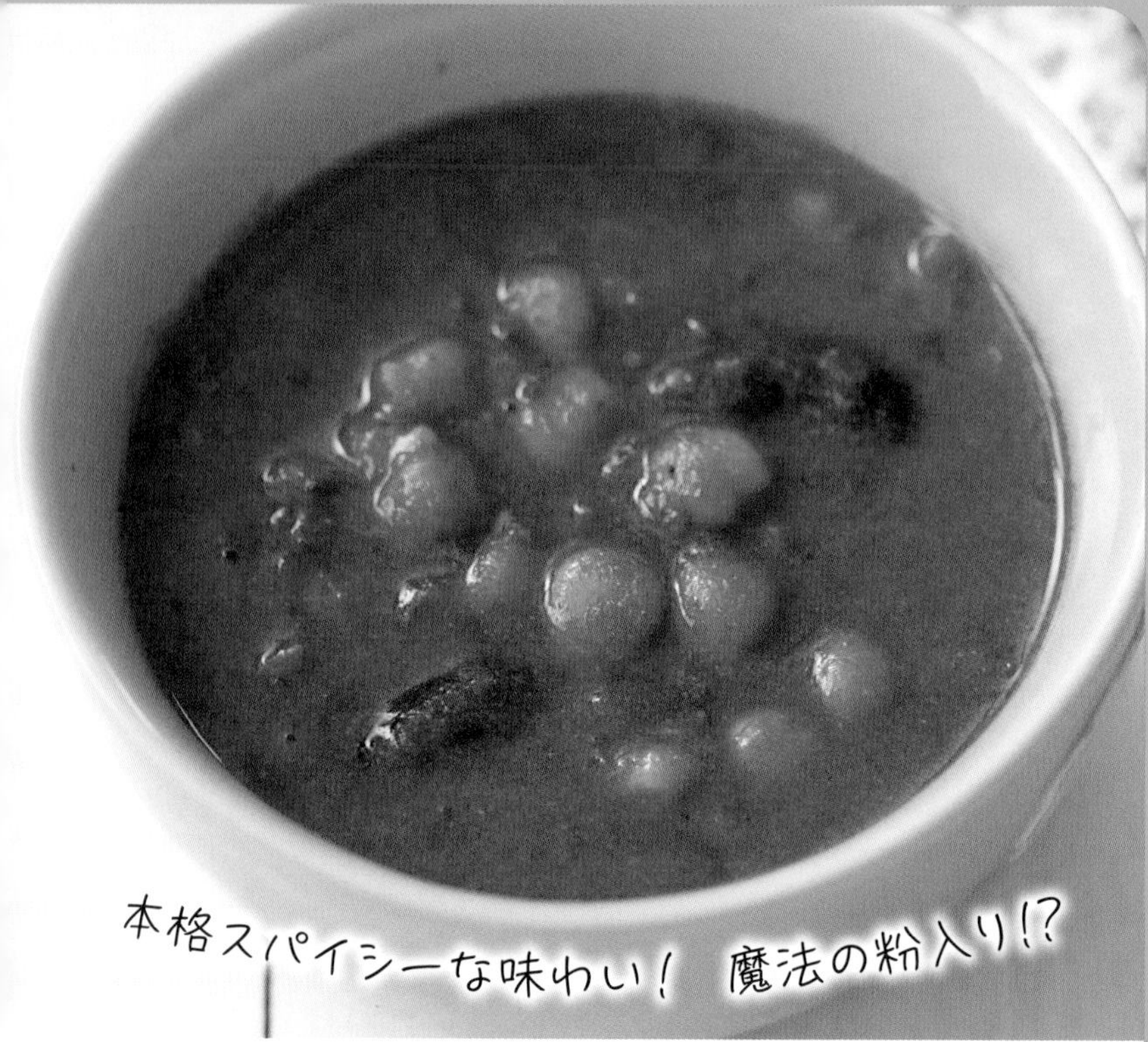

本格スパイシーな味わい！ 魔法の粉入り!?

つくり方

1 鍋にきな粉大さじ１とすべての材料を入れて混ぜる。ふたをして中火にかけて５分ほど煮る。

2 残りのきな粉を加えて混ぜる。

材料（2人分）

具材

ミートソース缶	1/2 缶（200g）
ミックスビーンズ	１缶（110g）
しめじ（小房）	１パック
きな粉	大さじ２
水	200ml

〈好みのトッピング〉

タバスコ、カレー粉	各適量

おいしさのコツ！

香ばしいきな粉で時短！ チリコンカンができる。

つくる時間 7 MINUTES

おおよその値段 320円

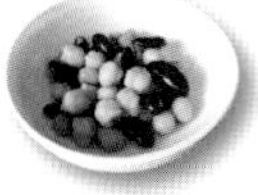

ミックス豆

「腸内環境」を整える

「腸を整える食材」がふんだんに！

お腹の調子を整えたいなら、「トマトと豚肉のチリコンカン」です。

ミックス豆は整腸フード。**今、注目の成分、難消化性でんぷん**（レジスタントスターチ）が含まれます。この成分は消化酵素で分解されずに大腸まで届き、腸内細菌のエサになります。腸内の菌全体のバランスがよくなるほか、コレステロールを吸収し体外に出す作用もあります。

お腹の調子がよくないとき、**ぜひ、試してほしい一品**なのです。

このスープをおいしくするコツはきな粉を使うこと。きな粉と市販のミートソース缶を合わせると、あら不思議「チリコンカン」が簡単につくれます。濃厚で味わい深い！　豆と豚肉のうま味が充実！　おいしい1杯です。最後にタバスコを数滴たらせば、刺激的な辛さと酸味が加わり、本場メキシコ風の味わいに。唐辛子パワーで体もポカポカです。

海鮮ちゃんぽん風スープ

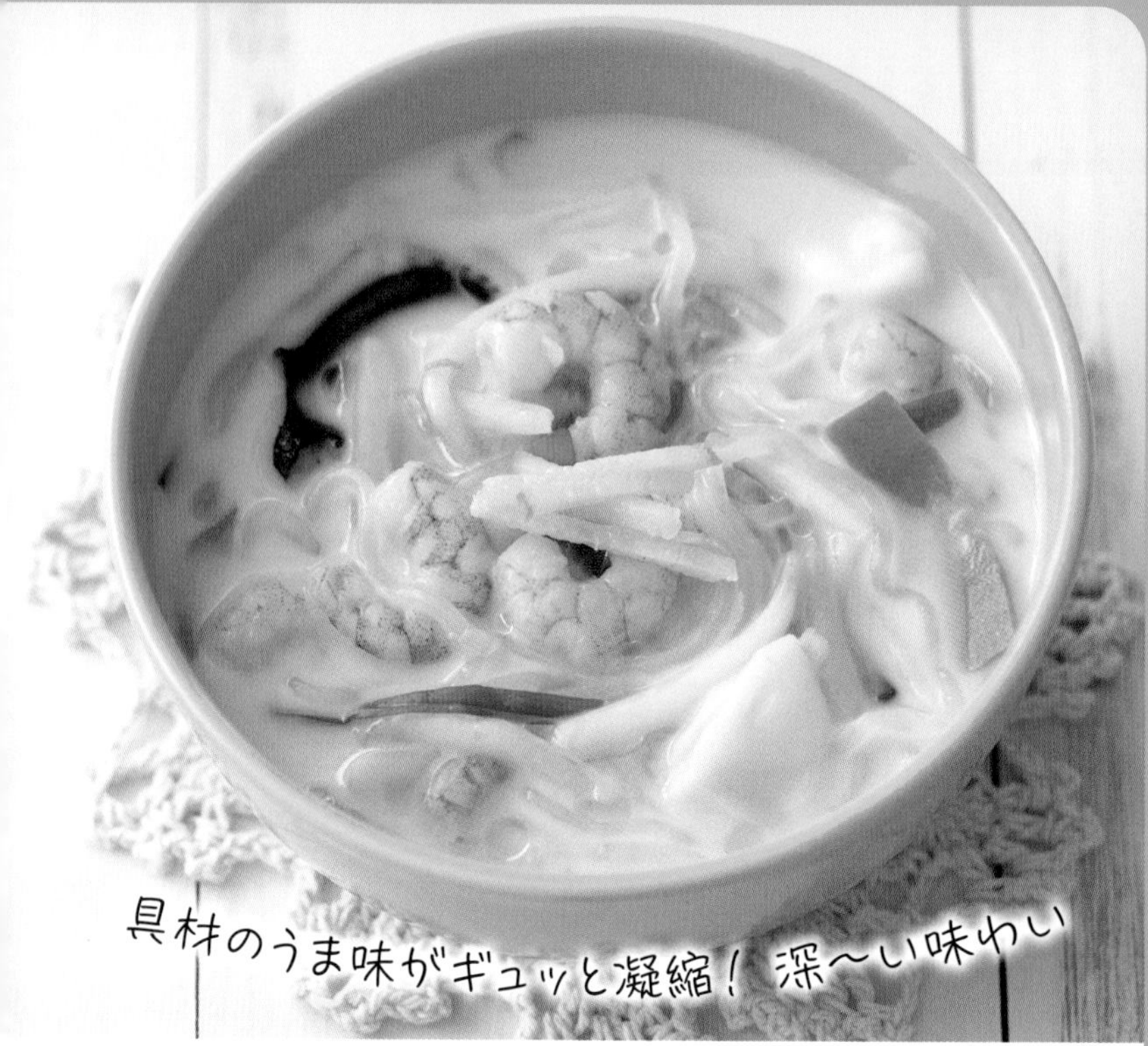

具材のうま味がギュッと凝縮！ 深〜い味わい

つくり方

下準備

しらたきは水をきり、食べやすい大きさに切る。

1 鍋にもやしミックスとAを入れ、ぴっちりふたをして強火で3分ほど蒸しいためにする。

2 シーフードミックスとしらたき、Bを加え、中火にして5分ほど煮る。みそ、豆乳を加えて味をととのえる。

材料（2人分）

具材

もやし野菜ミックス ―― 100g
冷凍シーフードミックス ―― 100g
しらたき ―― 1袋（180g） ＊下ゆで不要

〈蒸しいため〉

A
水 ―― 50ml
ごま油 ―― 小さじ1/2
塩 ―― ひとつまみ

スープの素

B
白だし ―― 大さじ1
水 ―― 200ml

みそ ―― 大さじ1
豆乳（無調整） ―― 100ml

つくる時間 9 MINUTES

おおよその値段 300円

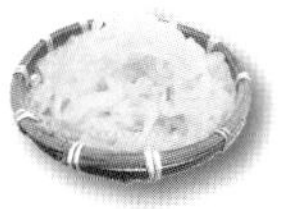

しらたき

「排便リズム」を調整

しらたきを「賢く、おいしく頂く」知恵

お通じ回数が少ない悩みは、「海鮮ちゃんぽん風スープ」にお任せ。なかなか出ないのはストレスによる自律神経の乱れが原因。大腸が過敏に緊張することで、排便リズムが乱れているのかもしれません。そこで**「腸のほうき」しらたき**の出番。しらたきの原材料、こんにゃく芋はグルコマンナンという水溶性食物繊維が豊富です。大腸への刺激が少なく、**腸内の毒素や有害物質を吸着**し、スムーズなお通じを促します。

このスープをおいしくするには、シーフードと豆乳を組み合わせること。うま味たっぷり魚介エキスと豆乳のまろやかなコクがマッチして、ハマる人続出のおいしさです。また麺の代わりに、低糖質で低カロリー、海外でも注目のしたらきを食べれば、食べても太る心配なし！

安心して食べられる女性に嬉しいスープです。

＊しらたきのとりすぎは注意。逆に便の水分を吸収して硬くなる場合があります。

アボカドのガスパッチョ

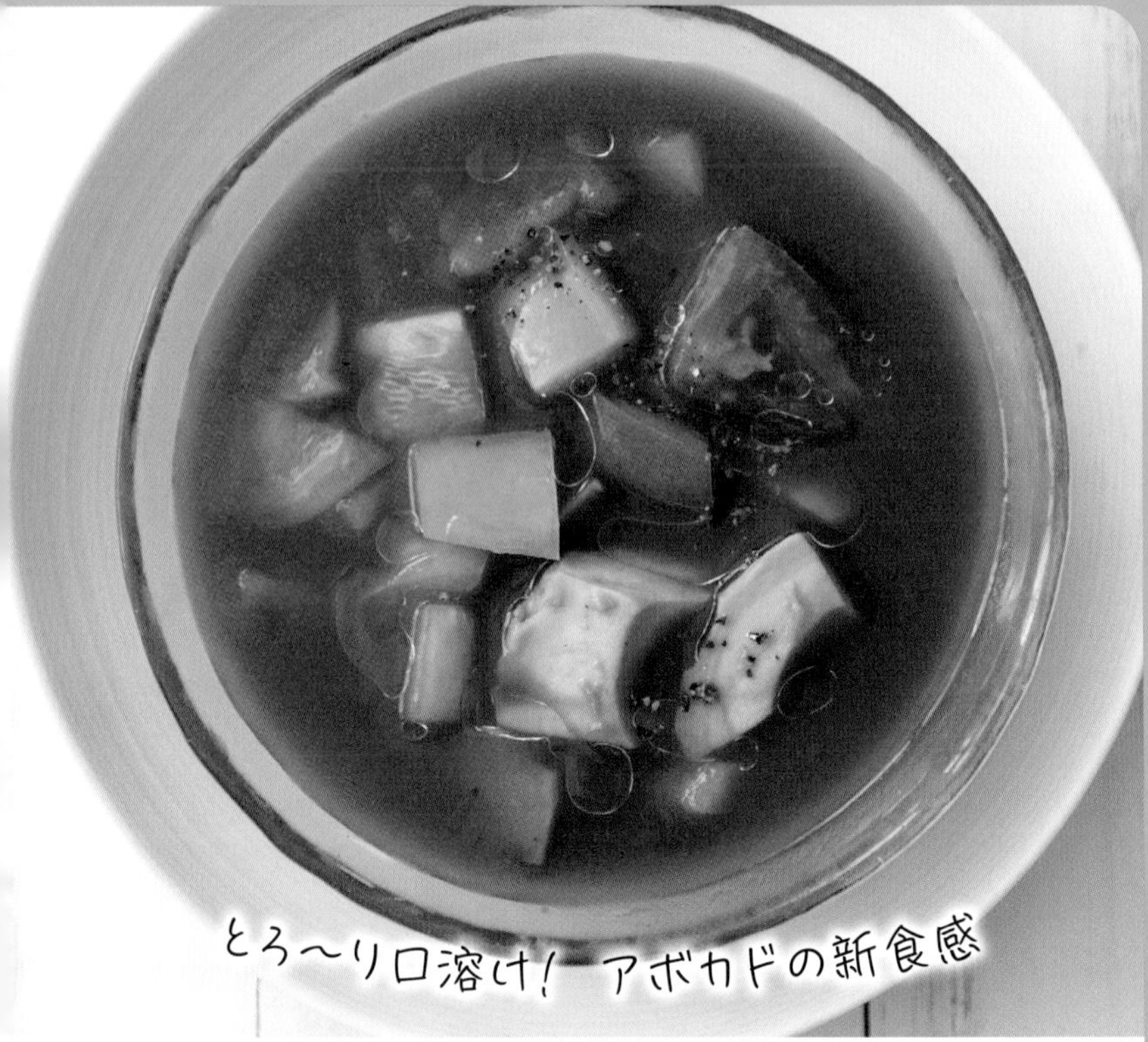

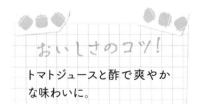

つくり方

1 器にトマト、アボカド、黄パプリカを入れ、A を加えて混ぜる。

塩・こしょうで味をととのえて、オリーブ油をたらす。

材料（1人分）

具材

トマト（2cm 角）――中 1/2 個
アボカド（2cm 角）――1/2 個
黄パプリカ（2cm 角）――1/6 個

スープの素

A
無塩トマトジュース――150ml
麺つゆ（3 倍濃縮）、
米酢――各小さじ 1

〈好みのトッピング〉
塩・こしょう、オリーブ油――各適量

おいしさのコツ！

トマトジュースと酢で爽やかな味わいに。

つくる時間 4 MINUTES

おおよその値段 160円

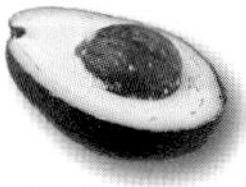

アボカド

「しつこい便秘」解消

アボカドが「女性にとって嬉しい」理由

しつこい便秘は、ストレスが原因かもしれません。そんなときは「アボカドのガスパッチョ」を試してみましょう。

アボカドは女性に嬉しい食材。別名「森のバター」と呼ばれるほど、栄養が豊富です。ストレスで弱った腸の働きを活発にする「不飽和脂肪酸」オレイン酸に加えて、**不安や緊張を緩和するトリプトファン**。さらに便をやわらかくする水溶性、便のカサを増す不溶性食物繊維が**ベストバランス**で含まれます。便秘中の肌あれを助けるビタミン類も豊富です。

このスープをおいしくするには完熟アボカドを使うこと。酸味の効いたトマトスープにクリーミーな口溶けのアボカド、シャキッと歯応えのパプリカ、一口二口食べるほどに元気が出る冷製スープです。

隠し味に麺つゆを使えば、和風味が心と体をやさしく癒してくれます。

あおさとあさりのバタースープ

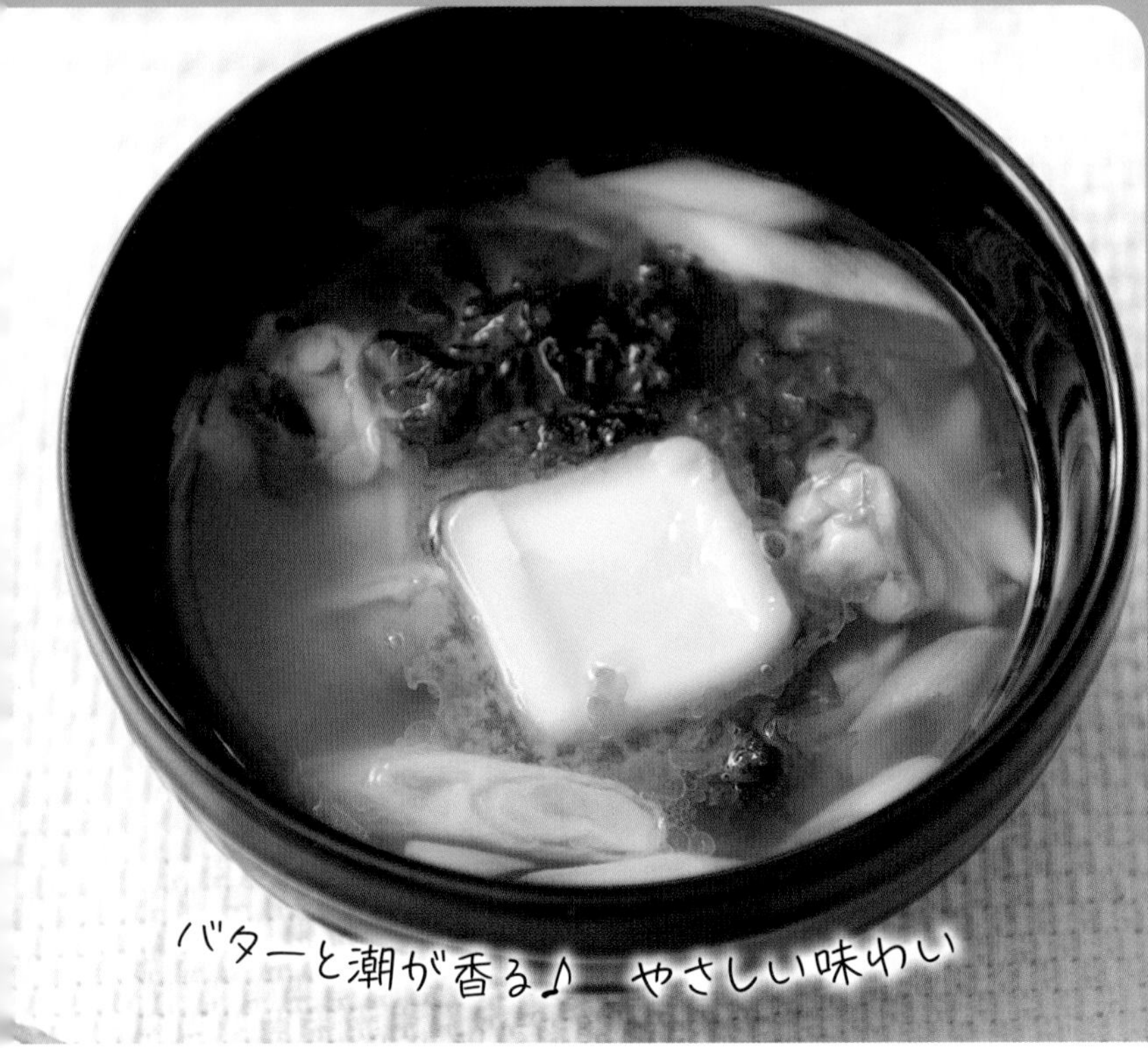

材料（2人分）

具材

あさり缶	1缶
あおさ（乾燥）	大さじ4
長ねぎ（小口切り）	1/2本
しょうが（すりおろし）	小さじ1

スープの素

白だし、酒	各大さじ1
水	300ml

バター	小さじ1

つくり方

1 鍋にあおさ、バター以外のすべての材料を入れ、ふたをして中火にかける。

2 煮立ったら火を止めて器に入れる。あおさ、バターをのせる。

おいしさのコツ！

バターとあさりは好相性。風味とコクを加える。

つくる時間 5 MINUTES

おおよその値段 260円

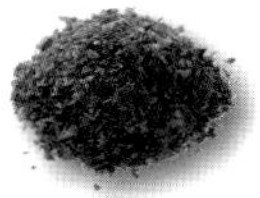

あおさ

「毎朝」快便

朝の食卓に「磯の香り」がふわっと広がる

ツルンと出したい日は「あおさとあさりのバタースープ」がおすすめ。バターは「**便秘の特効オイル**」。出そうでなかなか出ない。そんなつらい症状を緩和し、ツルンと出してくれます。**秘密はバターのオレイン酸**。腸の蠕動《ぜんどう》運動を促す働きがあり、腸内に溜まった便の滑りをよくして出口へと導きます。また、あおさの食物繊維が便のカサを増やし、便通を整えて、下腹の重たい不快感を改善してくれます。

このスープをおいしくするにはあおさを加えること。濃厚なエキスたっぷりのあさりにあおさを足すと、磯の香りがふわっと広がり、うま味がグーンとアップします。最後にバターを加えれば、海藻独特の臭みが消えて、スープに濃厚なコクと豊かな風味が広がり、１杯で大満足のおいしいスープに仕上がります。

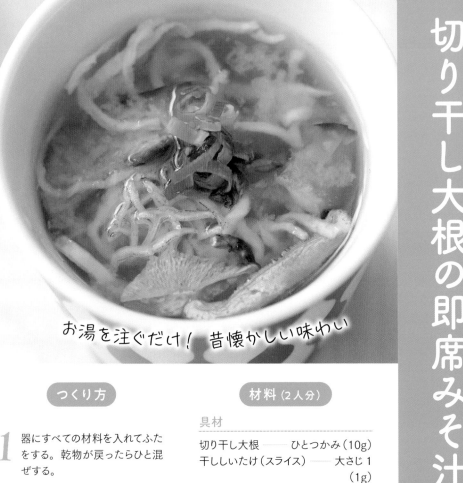

切り干し大根の即席みそ汁

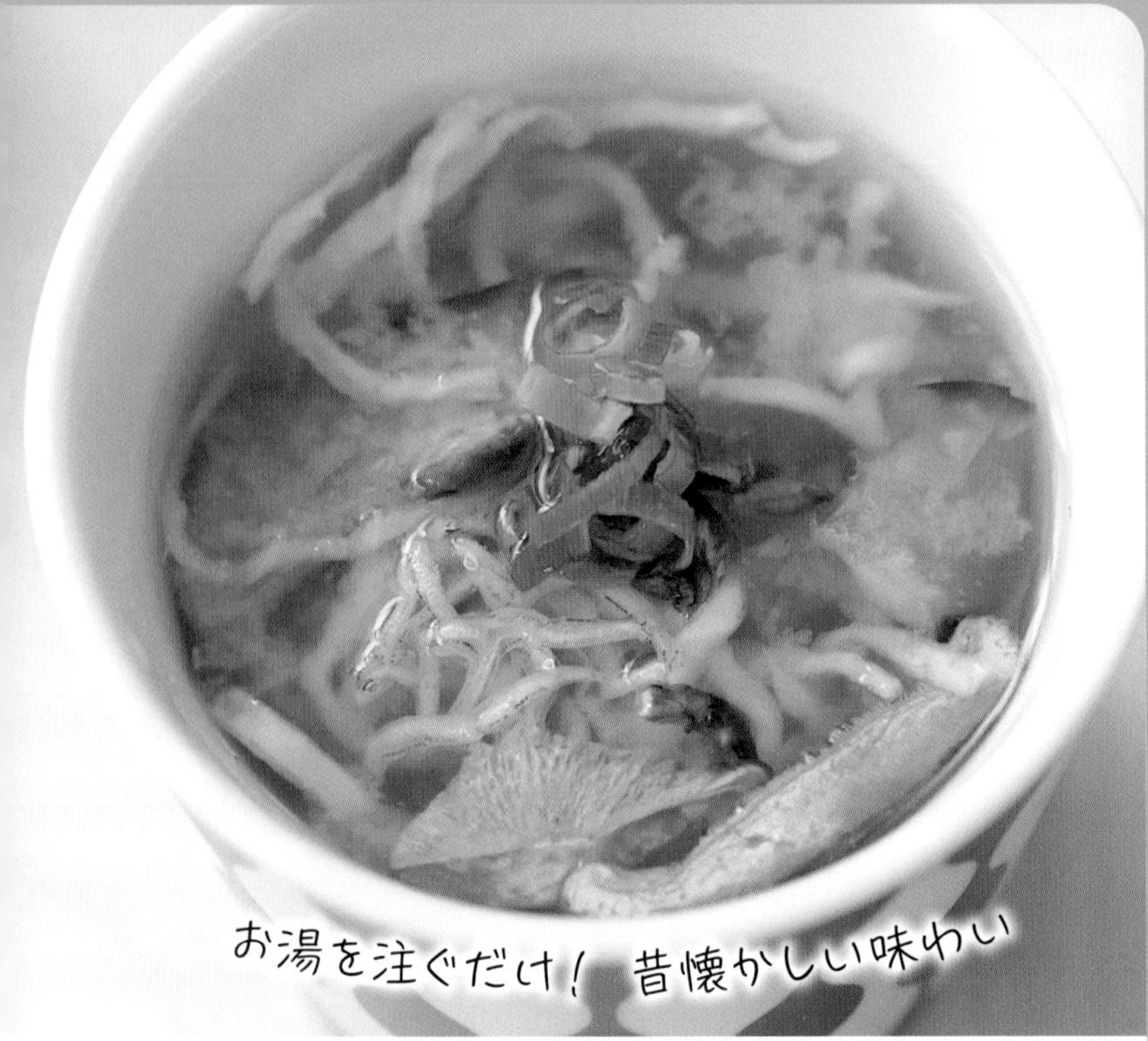

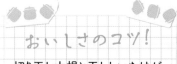

お湯を注ぐだけ！ 昔懐かしい味わい

つくり方

1 器にすべての材料を入れてふたをする。乾物が戻ったらひと混ぜする。

材料（2人分）

具材

切り干し大根	ひとつかみ（10g）
干ししいたけ（スライス）	大さじ 1（1g）
ちりめん	小さじ 1
みそ	大さじ 1
熱湯	200ml

〈好みのトッピング〉

すりごま	小さじ 1
刻み青ねぎ	適量

おいしさのコツ！

切り干し大根と干ししいたけがだし代わりになる。

つくる時間 3 MINUTES

おおよその値段 170円

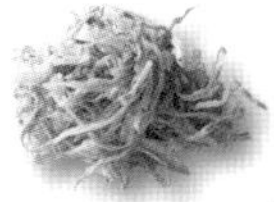
切り干し大根

「美腸」になる

日本の発酵食品はやはり、あなどれない

毎日お腹スッキリ。「切り干し大根の即席みそ汁」は夢のスープです。

みそは「**乳酸菌の宝庫**」。昔から日本人の健康を守ってきた発酵食品の代表です。腸内の善玉菌のエサになる植物性乳酸菌がたっぷり含まれます。さらに乾物の代表、切り干し大根と干ししいたけを加えれば、善玉菌を増やす不溶性食物繊維と乳酸菌、どちらも同時にとれて一石二鳥。

毎日1杯のみそ汁習慣が慢性的な便秘を改善に導きます。

このスープをおいしくするには乾物を使うこと。うま味が凝縮した切り干し大根や干ししいたけを使えば、お湯を注ぐだけで、うま味や甘みがジュワーッとあふれ出し、だし不要！　即席とは思えない滋味深い1杯に仕上がります。最後に好みでごまをふりかければ、ごまの香ばしい風味が、乾物独特のえぐみやクセを緩和し、飲みやすい1杯になります。

Column 4

「女性ホルモン」を整える2つの食材

家事に育児に仕事に……。忙しい毎日を過ごしていると、いつのまにかストレスがたまり、ホルモンバランスが乱れやすくなります。そんな忙しい暮らしのなかで、体のリズムを一定に保つコツを2つ紹介しましょう。

1、女性の強い味方「豆類」を食べる。

大豆製品には、女性ホルモンと似た働きをするイソフラボンが豊富。豆腐、納豆、枝豆、小豆……食べ方を工夫して、積極的にとるようにしましょう。

2、女性のスーパーフード「卵」を食べる。

卵は、手軽にとれる「完全栄養食品」。1パック購入したら、ゆで卵4個や温泉卵を3個など、つくり置きをしておくと便利です。

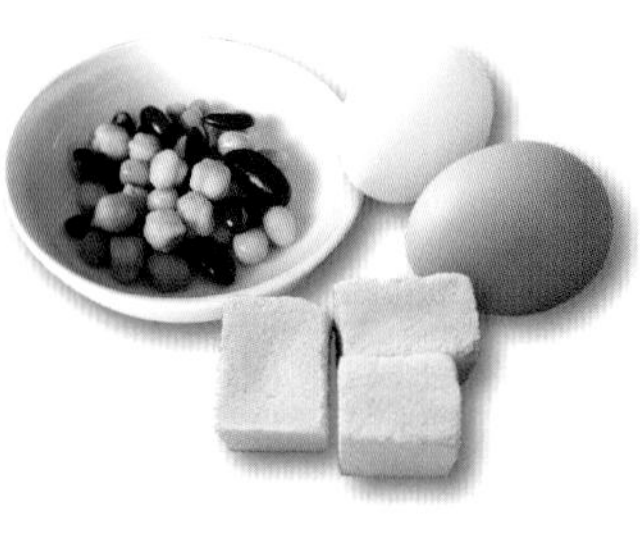

5章

「加齢」を解決！
肌・髪……
若さが
よみがえるスープ

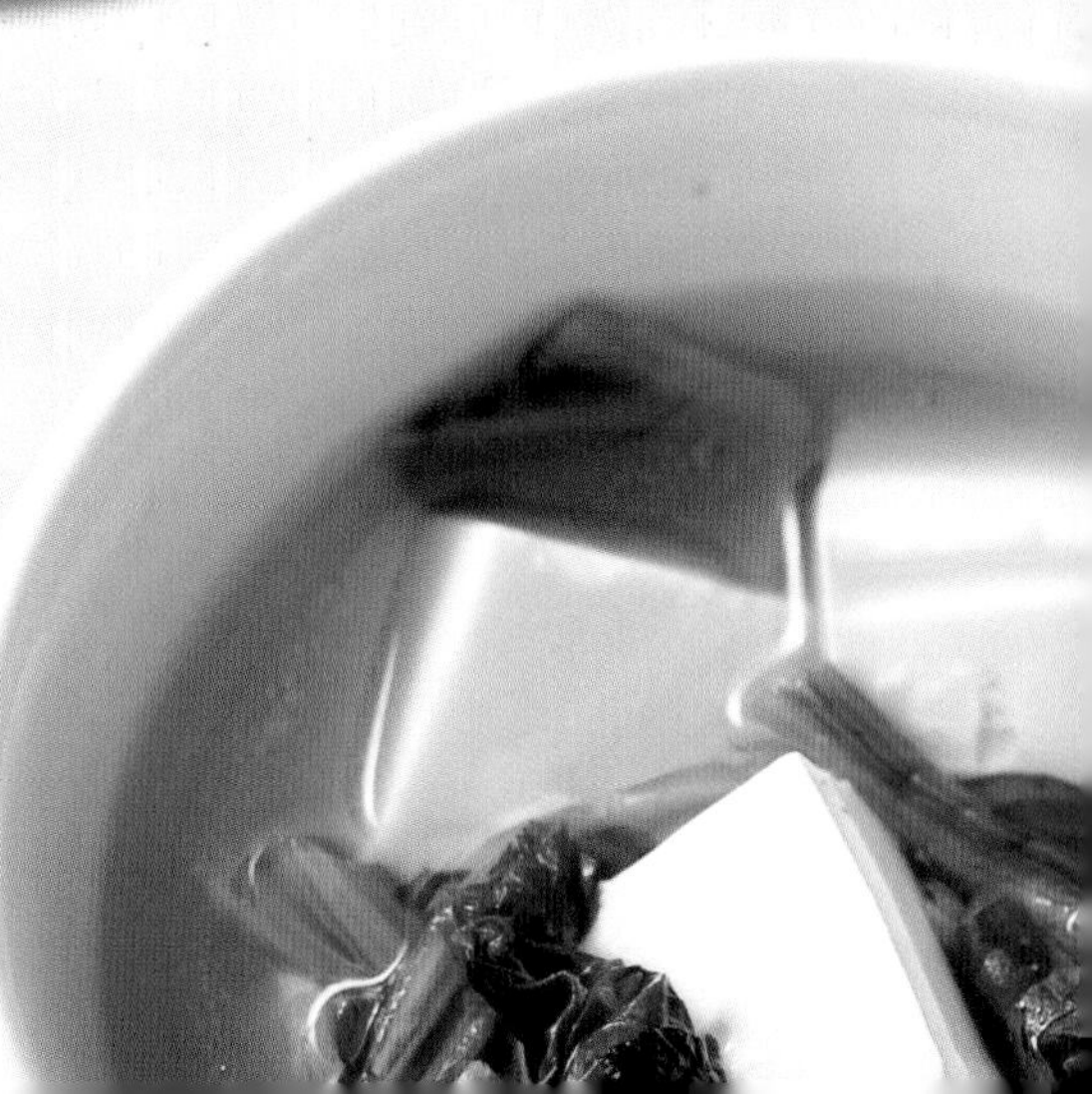

濃厚パンプキンシチュー

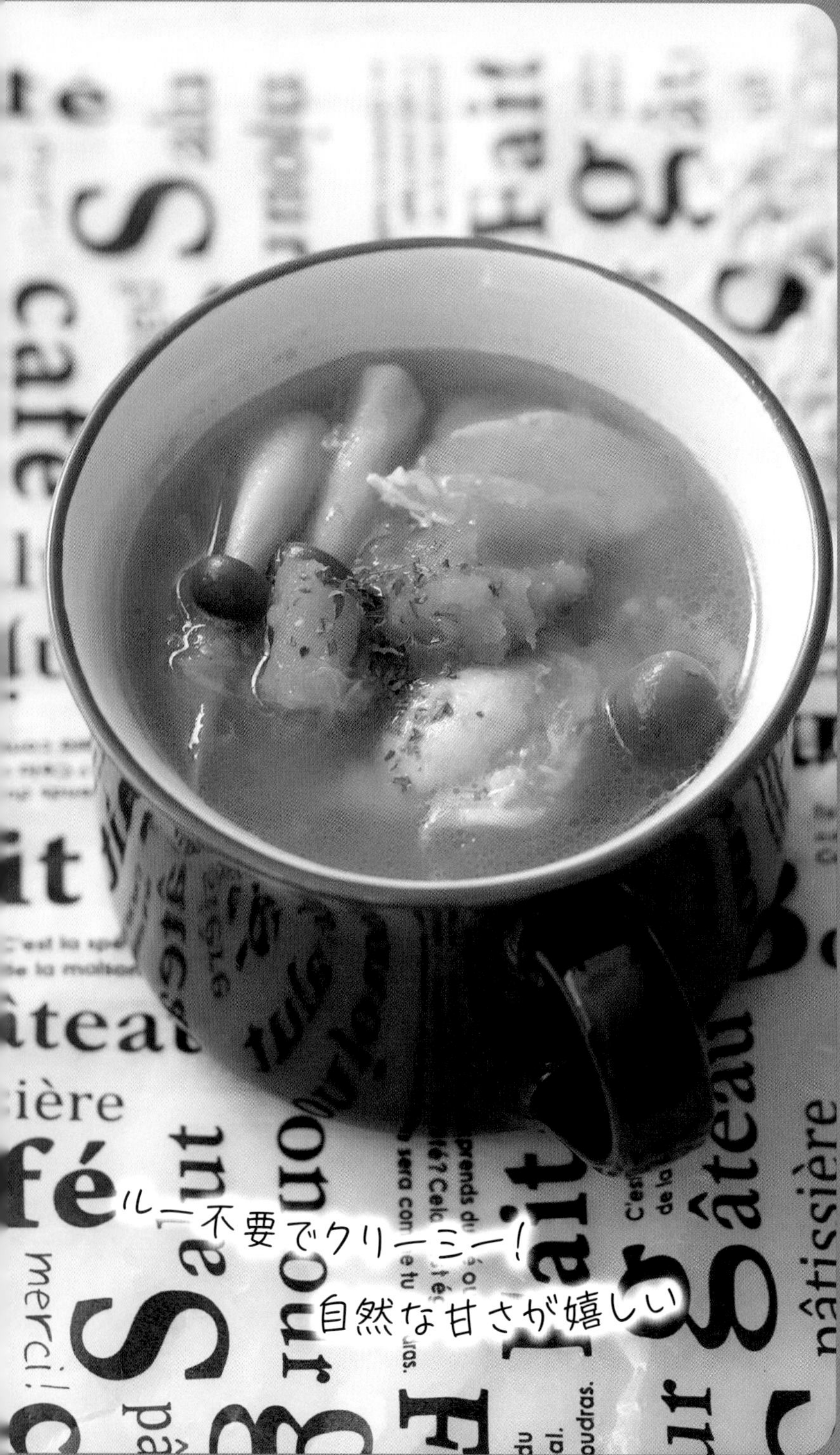

ルー不要でクリーミー！

自然な甘さが嬉しい

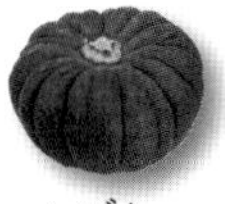

かぼちゃ

「肌」ツヤツヤ

かぼちゃは「やわらかく、おいしく」頂く

肌をツヤツヤにしたい人は「濃厚パンプキンシチュー」がおすすめ。

かぼちゃは「最高の美容フード」。かぼちゃは老化の原因、活性酸素を除去し、**美肌をつくる抗酸化ビタミンACE**をすべて含みます。ビタミンAは肌のうるおいを保ち、ビタミンCは肌のハリを保つコラーゲン生成に不可欠な成分。さらに血流を促すビタミンEのトリプルパワーで体の内側から**女性の美しさに磨きをかけます**。

このスープをおいしくするには、かぼちゃをやわらかく煮ること。果肉をそっとスプーンで押し潰して溶かすと、スープにかぼちゃの自然な甘みととろみが移り、クリーミーで濃厚な味わいになります。さらに鶏肉を加えれば、食べ応えが出て、子ども大人も大満足。このスープはとろみ出しの小麦粉、ミキサーも不要だから忙しい女性に嬉しい1杯です。

かぼちゃは最強！
美肌食材「ビタミン ACE」を含む——

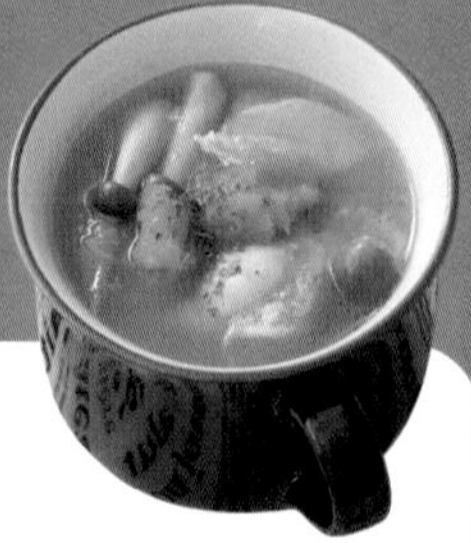

材料（2人分）

具材

かぼちゃ（冷凍）——6 個（150g）
鶏もも肉（一口大）——100g
玉ねぎ（薄切り）——1/2 個
しめじ（小房）——1/4 袋

スープの素

顆粒コンソメ——小さじ 1
塩麹——大さじ 1/2
水——300ml

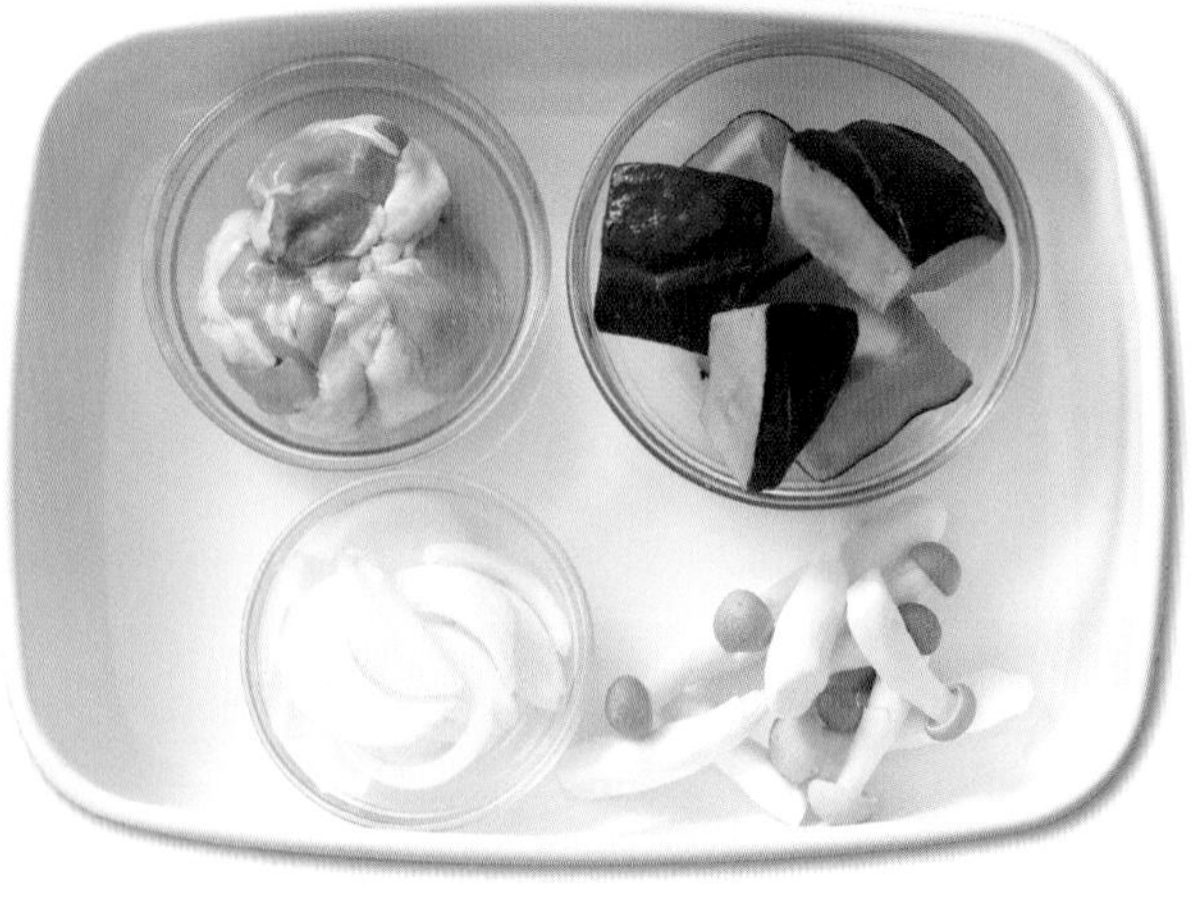

おおよその値段
240円

濃厚パンプキンシチュー

つくり方

1 鍋にすべての材料を入れ、ふたをして中火で５分ほど煮込む。

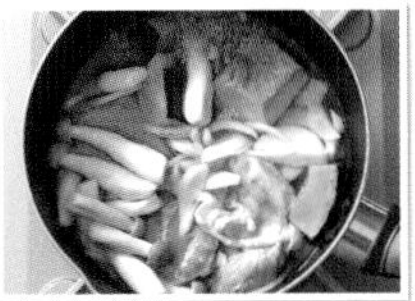
全部入れてコトコト煮込む

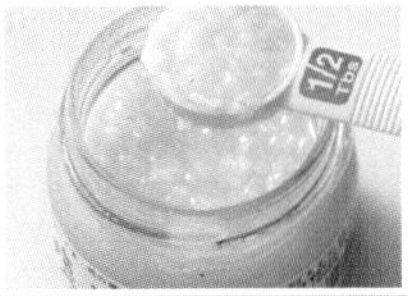

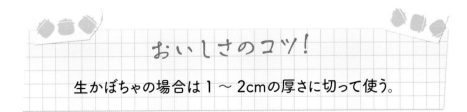

市販の塩麹が便利

おいしさのコツ！

生かぼちゃの場合は１～2cmの厚さに切って使う。

海苔とほうれん草のスープ

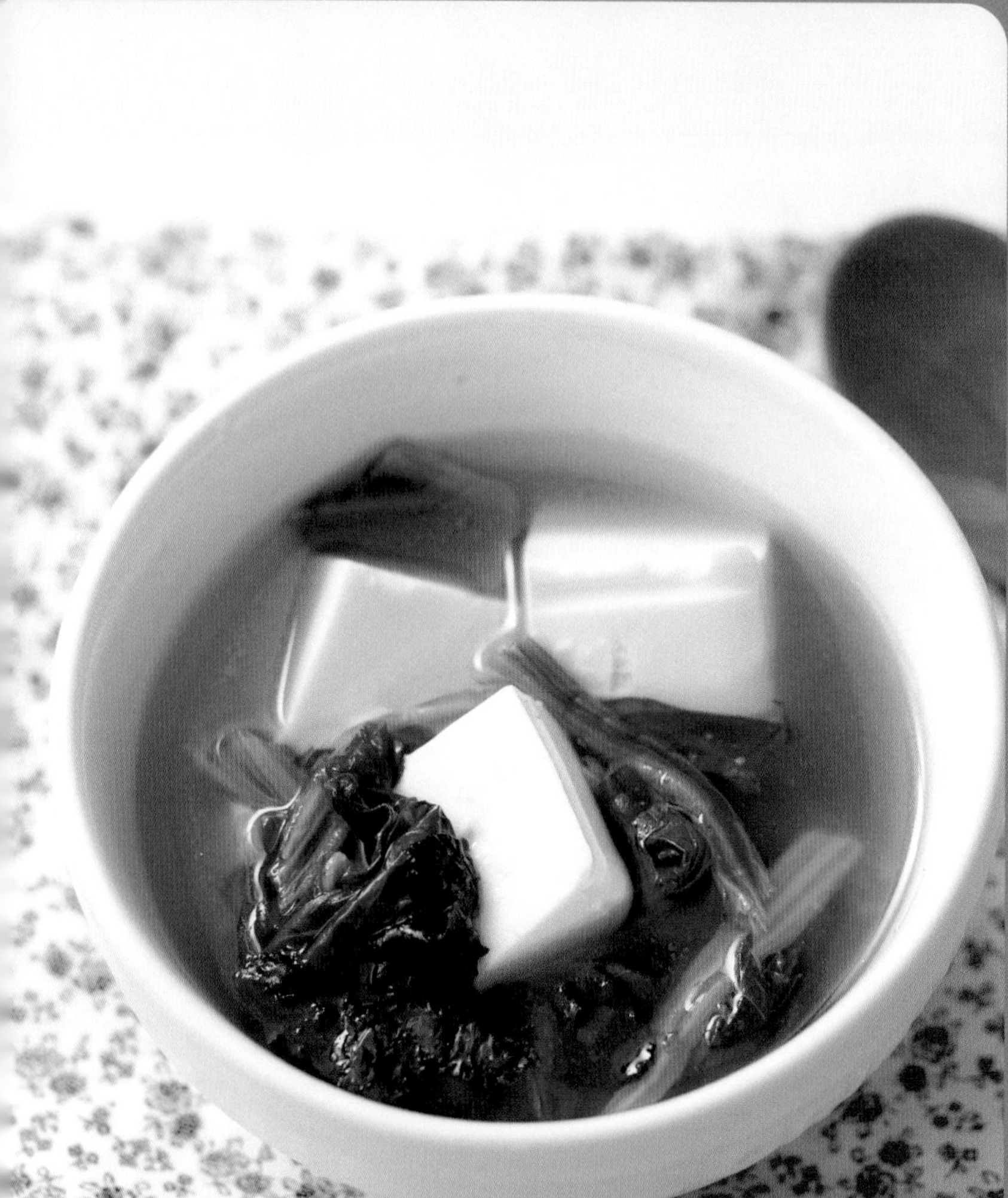

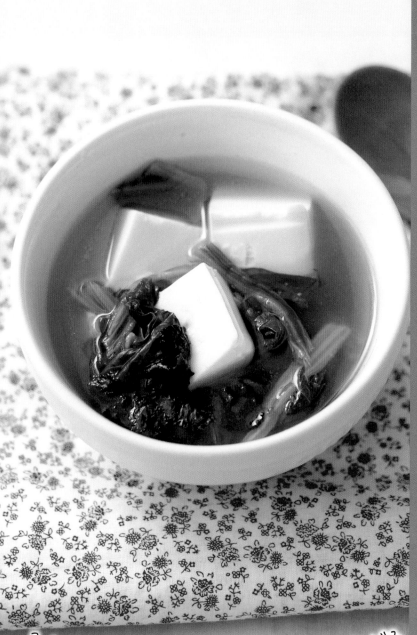

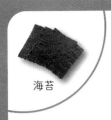

海苔

「顔色」すっぴん美人に
たった1枚でも「海苔の滋養」はすごい

肌の透明感を高めたいなら「海苔とほうれん草のスープ」です。

海苔は「食べる美容液」。**1日1枚食べるだけ**で、**美肌に必要な栄養素をまとめてとる**ことができます。透明感のある美肌に必要なビタミン、タンパク質、鉄。その中でも、肌の再生や老化防止に**役立つビタミンB_2はうなぎの約4・8倍**。しみ・そばかすを防ぐビタミンCはレモンの約2倍。栄養豊富な海苔パワーで、美しいツヤ肌へと変わっていきます。

このスープをおいしくするには、海苔をまるごと1枚使うこと。磯の香りがスープにふわっと広がり、やわらかいほうれん草との相性も抜群。口当たりもやさしく、疲れた体にじんわり染みわたり、体の中から元気がわいてきます。最後にごま油を数滴たらせば、香ばしい風味で、食欲もアップ。食べるほどに、顔色がグングンよくなります。

海苔ミネラルでくすみ消し！
顔色ワントーンアップ！――

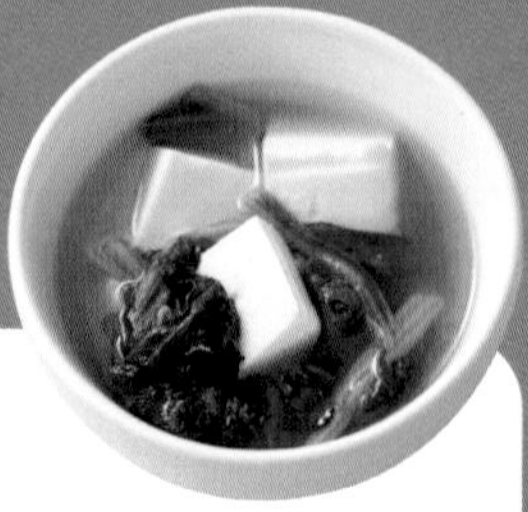

材料（2人分）

具材

絹豆腐（2cm 角）―― 1丁 ＊3連のもの
焼き海苔（もむ）―― 1枚
ほうれん草（冷凍）―― 60g

スープの素

A 水 ―― 300ml
A 鶏がらスープの素 ―― 大さじ 1/2
A オイスターソース ―― 小さじ 1/2

〈好みのトッピング〉
ごま油 ―― 適量

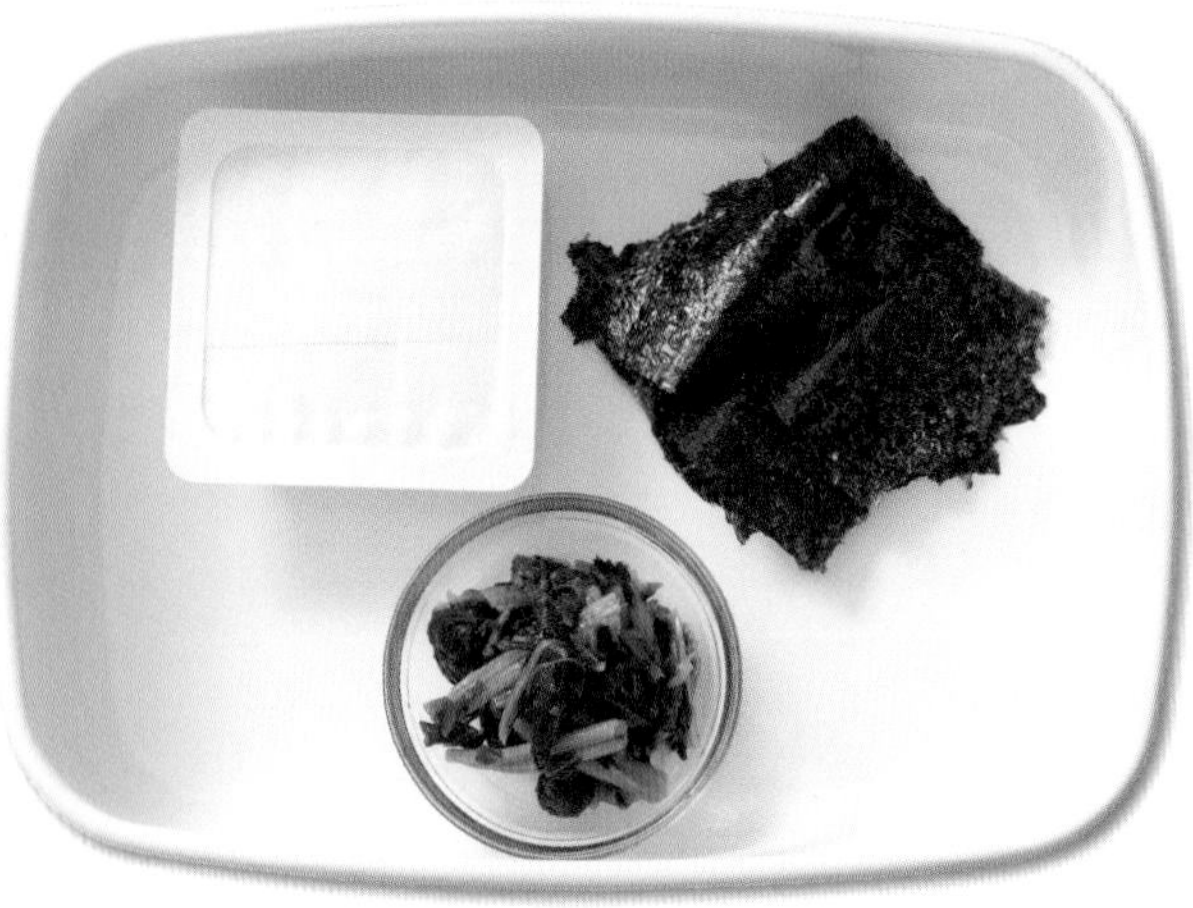

おおよその値段
160円

海苔とほうれん草のスープ

つくる時間
4
MINUTES

つくり方

1 鍋にほうれん草、Aを入れ、ふたをして強火にかける。

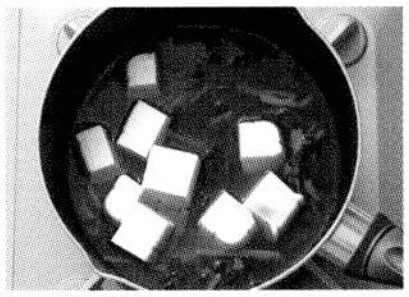

ほうれん草は
冷凍のまま入れる

2 煮立ったら中火にして、絹豆腐、焼き海苔を入れ、2分ほど煮る。好みでごま油をかける。

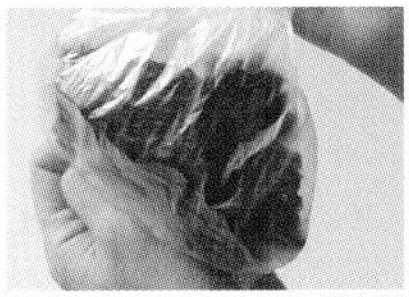

ポリ袋に入れて下からもむ

おいしさのコツ!

焼き海苔はあぶってからポリ袋に入れてもむと、風味がアップ!

かんたん美肌ポトフ

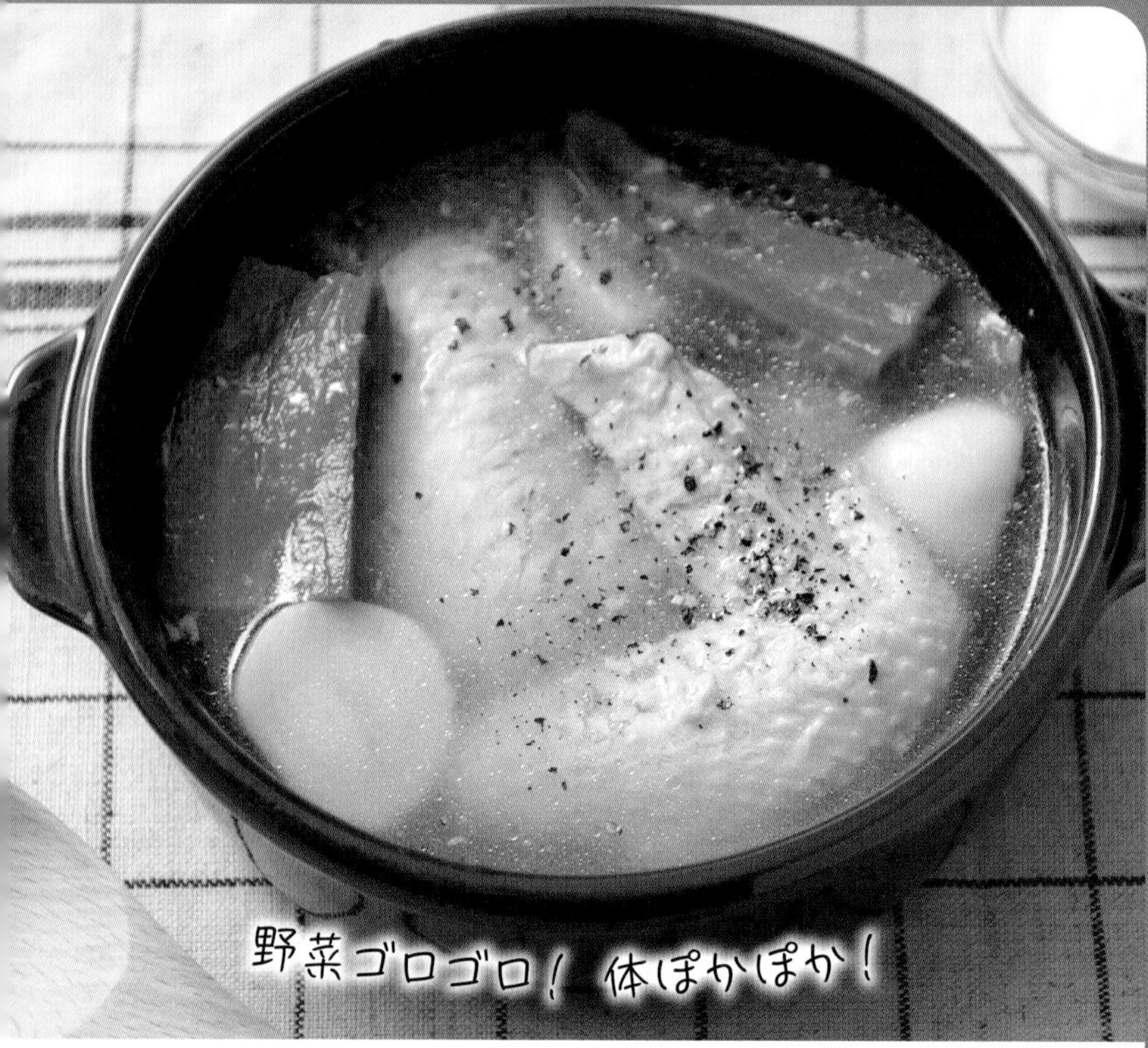

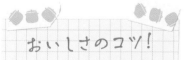

つくり方

1. にんじんは耐熱容器に入れ、ふんわりラップをかぶせ電子レンジ（600W）に5分かける。

2. 鍋に残りの材料を入れ、ふたをして中火で8分ほど煮る。途中で1を加える。

材料（2人分）

具材

鶏手羽先	4本
洋風野菜ミックス（水煮）	1袋（300g）
にんじん（4等分）	1本
顆粒コンソメ	大さじ1/2
麺つゆ（3倍濃縮）	小さじ1/2
水	300ml

〈好みのトッピング〉

塩・こしょう	各適量
プレーンヨーグルト	大さじ1

おいしさのコツ！

電子レンジと鍋の同時調理で早くやわらかく仕上げる。

つくる時間 10 MINUTES

おおよその値段 420円

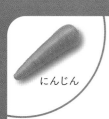

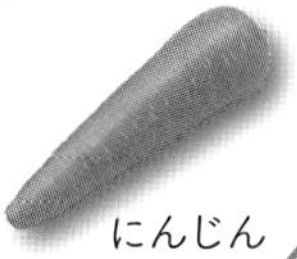
にんじん

「しみ・しわ」撃退
「にんじん1本」のすごい若返り効果

目尻の小じわ・しみが気になるなら「かんたん美肌ポトフ」の出番。にんじんは**緑黄色野菜の王様**。にんじんを1本食べれば、美肌をつくる栄養素、1日分のビタミンAを補えるほど優秀な野菜です。ビタミンAは**肌にツヤと弾力**を与え、しわやしみの原因、**活性酸素を除去**する働きがあります。また、手羽先やじゃがいもを食べれば、肌の弾力をつくるコラーゲン、ビタミンCもとれます。

このスープをおいしくするには鶏手羽を使うこと。鶏手羽の滋味深い味わいが野菜にしみ込んで、最後の1滴まで飲み干したくなるおいしさに仕上がります。また大きく縦にカットしたにんじんを使えば、見た目も豪華！　煮込むのはわずか5分とは思えないほどやわらかく、コトコト煮込んだようなおいしい美肌ポトフが簡単につくれます。

イワシ缶とトマトの漁師風スープ

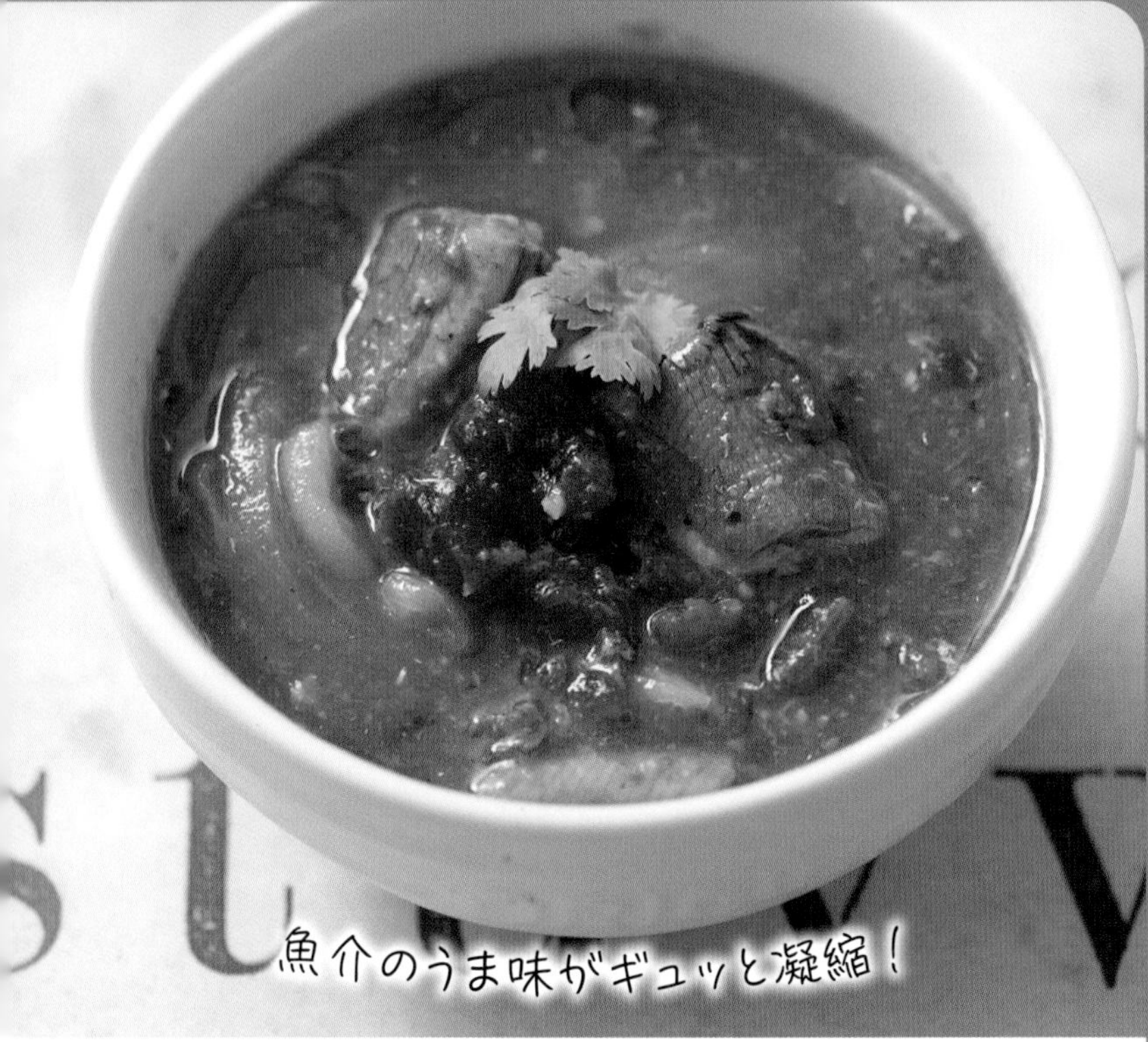

つくる時間 10 MINUTES

おおよその値段 240円

つくり方

1 鍋に玉ねぎとAを入れ、ぴっちりふたをして強火で3分蒸しいためにする。

2 残りの材料をすべて入れ、中火にして6分ほど煮込む。

材料（2人分）

具材

イワシ水煮缶	1缶（汁ごと）
トマト水煮缶	1/2缶（200g）
玉ねぎ（薄切り）	1/2個
にんにく（すりおろし）	小さじ2

〈蒸しいため〉

A	水	50ml
	オリーブ油	小さじ1/2
	塩	ひとつまみ

スープの素

顆粒コンソメ	小さじ2
酒	大さじ2
水	200ml

あれば 黒こしょう、パセリの葉 ― 各適量

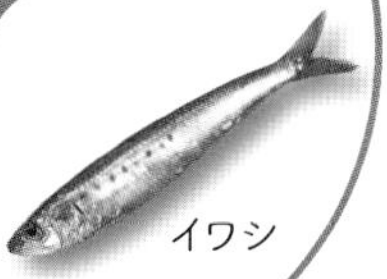

「脳」イキイキ

イワシ缶は「缶汁ごと使う」が若さの秘訣

モノ忘れが増えたら「イワシ缶とトマトの漁師風スープ」がおすすめ。イワシは**脳と体の若返りに必須**の食材です。イワシに含まれるＤＨＡは脳の神経細胞を活性化し、情報伝達をスムーズにして、記憶力を高めてくれます。また、エネルギー代謝を促すナイアシンのほか、骨をつくるカルシウムも同時にとれる**女性に嬉しいミラクルフード**です。

イワシ缶を使えば、簡単に骨まで食べられて丸ごと栄養チャージ！

このスープをおいしくするにはイワシ缶を缶汁ごと使うこと。汁にはイワシのうま味がたっぷり溶け出し、ほどよい塩分で、特別な味つけは不要です。トマト缶と合わせれば、本場フランスのマルセイユ発祥、人気の漁師料理を家庭で簡単につくれます。また、こんがり焼いたガーリックトーストを添えれば、豪華なおもてなし風の食卓になります。

ピリ辛トムヤンクン

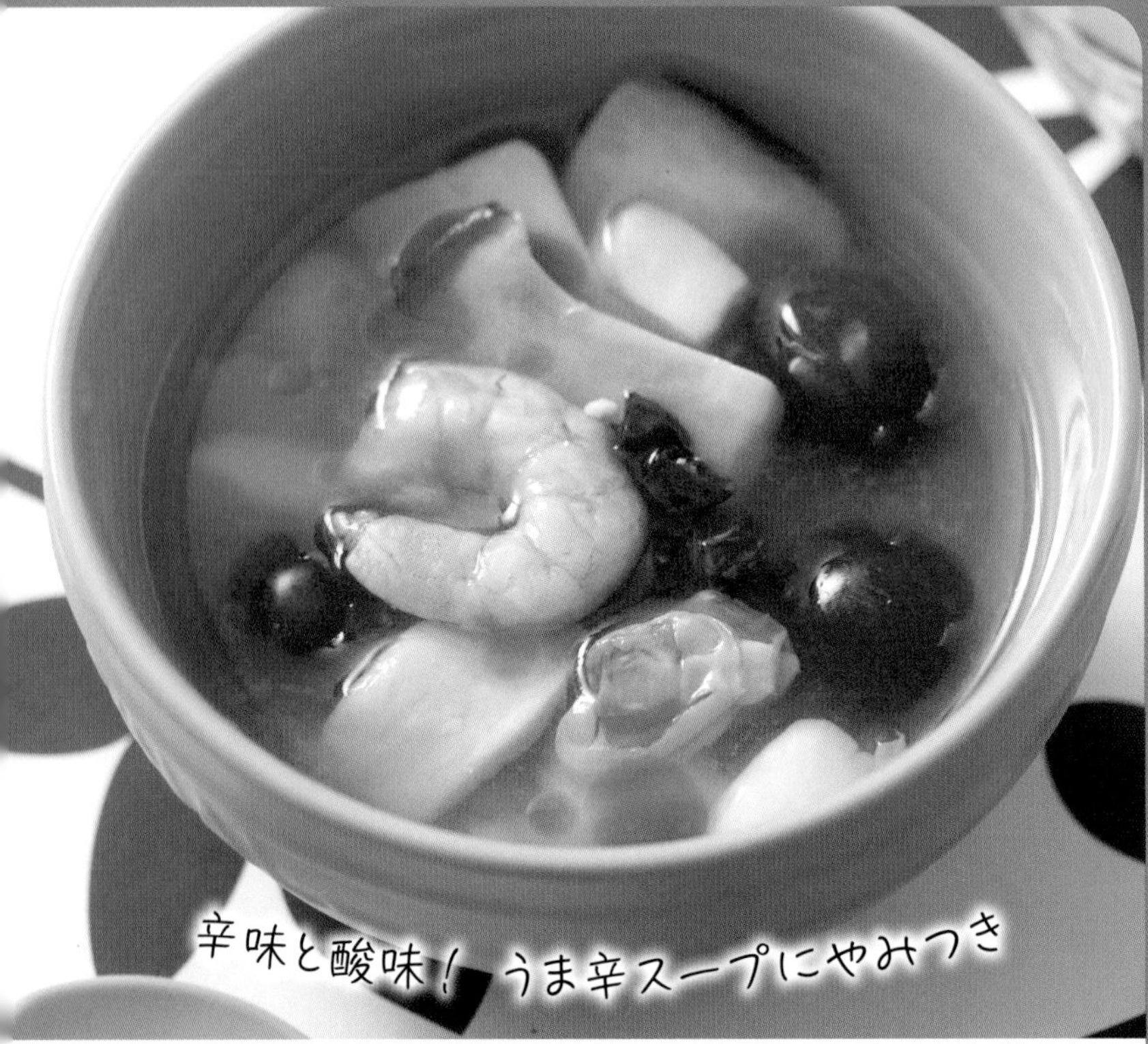

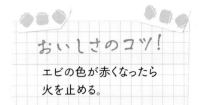

辛味と酸味！ うま辛スープにやみつき

つくり方

1 鍋にトマト以外のすべての具材を入れ、ふたをして強火にかける。

2 沸騰したらトマトを入れ、中火にしてシーフードの色が変わるまで2分ほど煮る。

おいしさのコツ！

エビの色が赤くなったら火を止める。

材料（2人分）

具材

- 冷凍シーフードミックス ―― 80g
- エリンギ（薄切り） ―― 1袋
- プチトマト（半切り） ―― 8個

スープの素

- レモン果汁、みりん、ナンプラー ―― 各小さじ2
- しょうが（すりおろし） ―― 小さじ1/2
- 水 ―― 300ml

〈好みのトッピング〉
刻み唐辛子、ラー油 ―― 各適量

つくる時間 5 MINUTES

おおよその値段 260円

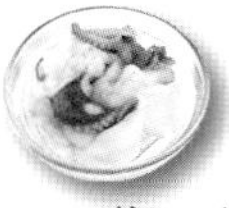

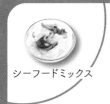

シーフードミックス

「全身」が若返る

「シーフードのうま味」を存分に引き出す

全身の若返りは、「ピリ辛トムヤンクン」にお任せ！

シーフードミックスは「美容成分の宝石箱」。イカは肌弾力をつくるコラーゲンに加えて、**老化防止**に役立つグルコン酸、あさりはコラーゲン生成に必要な亜鉛、タンパク質、鉄を含みます。また、エビの赤い色素、アスタキサンチンは**抗酸化力**が高く、肌老化の原因、活性酸素から肌を守ります。海のエキスたっぷりのシーフードは**女性の救世主**です。

このスープをおいしくするには、シーフードのうま味を引き出すこと。イカやタコ、貝類は色が変わる程度に水から煮込むと、うま味がスープに溶け出し、具材もプリプリとやわらかく仕上がります。

唐辛子の辛みと魚醤、ナンプラー独特の香りが人気のスープをおうちで手軽に楽しめます。

鮭とコーンの若返りスープ

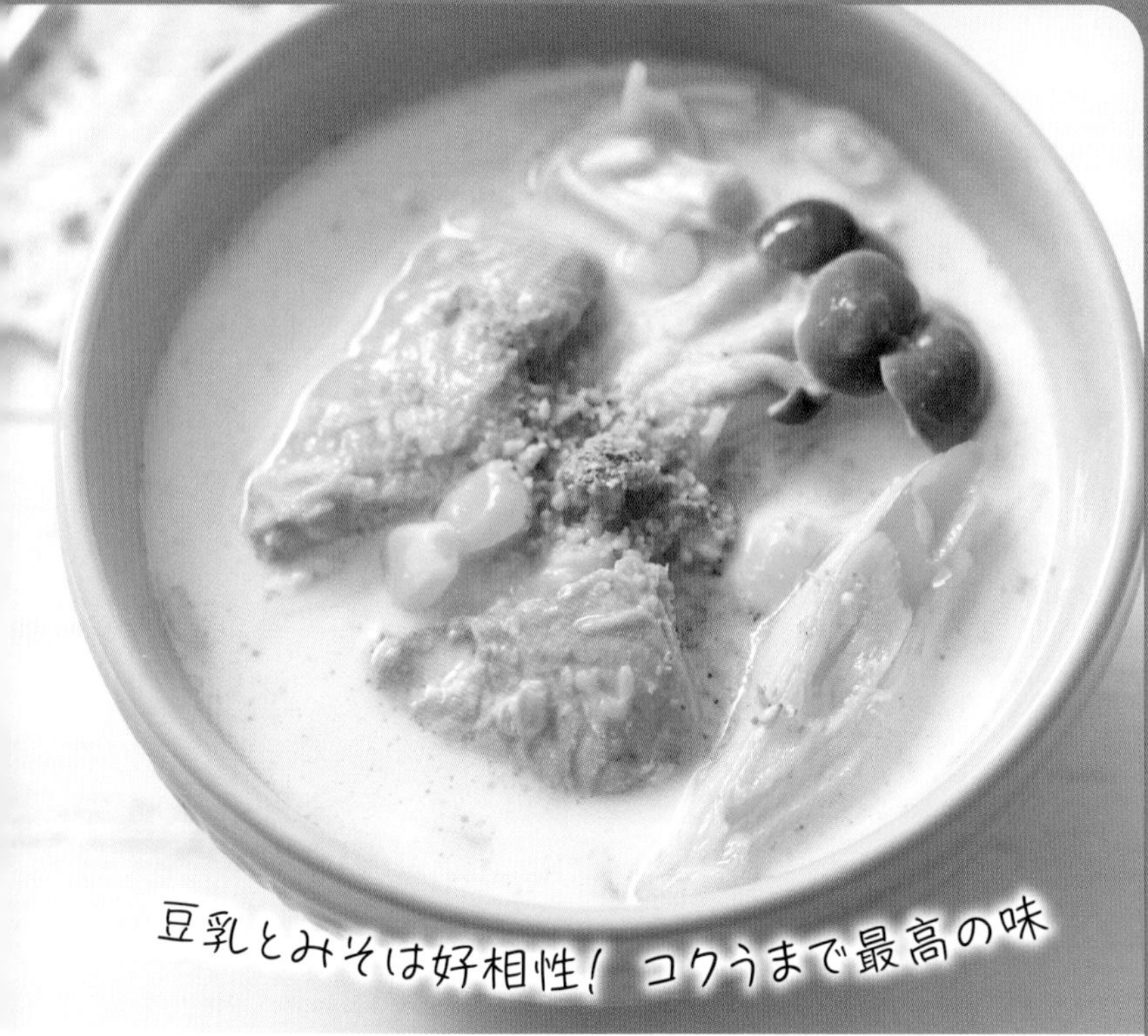

豆乳とみそは好相性！ コクうまで最高の味

つくり方

1 鍋に豆乳以外のすべての材料を入れてふたをして強火にかける。

2 煮立ったら中火にして３分ほど煮る。豆乳を入れて沸騰させないように温める。

〈好みのトッピング〉
バター、すり白ごま ―― 各適量

材料（2人分）

具材

生鮭（一口大） ―― 2切れ（140g）
＊骨抜き使用
きのこ類（しめじ、えのき〈一口大〉）
―― 各1パック（各100g）
コーン水煮缶 ―― 大さじ2
長ねぎ（斜め切り） ―― 1/2本

スープの素

豆乳（無調整） ―― 200ml
みそ ―― 大さじ1
鶏がらスープの素 ―― 大さじ1/2
水 ―― 100ml

つくる時間
6
MINUTES

おおよその値段
390円

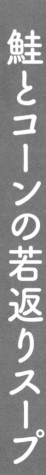

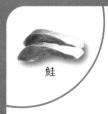

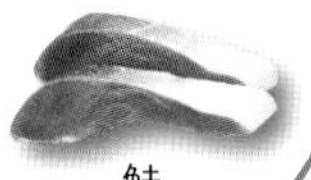
鮭

疲れ目に効く

鮭が「最強の若返り食材」である理由

目の疲れを防ぐ究極メニューが、「鮭とコーンの若返りスープ」です。

鮭は「**最強の若返り食材**」。強力な抗酸化パワーがあり、乾いた目の粘膜を保護するアスタキサンチン、角膜や網膜の材料となり、機能を高めるビタミンA、目の神経、筋肉の疲労を改善するビタミンB群、細胞の再生産に欠かせない核酸も含みます。さらにコーンには、**目の老化を防ぐルテインが豊富**。外気にふれる唯一の臓器、目を守る究極スープなのです。

このスープをおいしくするにはコーンを加えること。コーン独特の甘さや粒粒とした食感がスープのアクセントになり、最後までおいしく食べられます。好みでバターを加えます。鮭独特の魚臭さがバターの芳醇な香りに包まれて、食べ応えも満点です！

ツナとトマトの冷製スープ

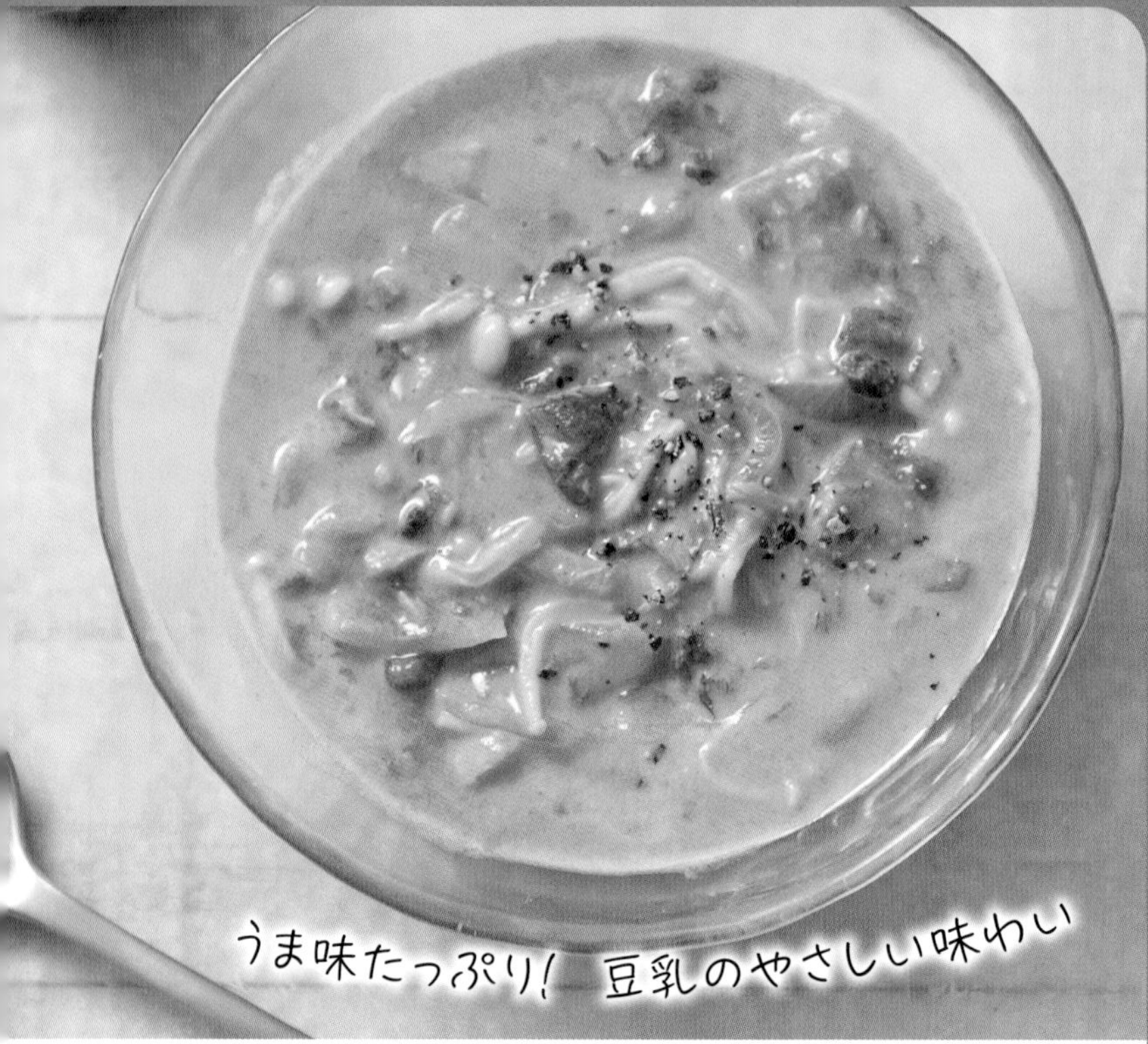

うま味たっぷり！ 豆乳のやさしい味わい

材料（2人分）

具材

玉ねぎ（うす切り）	1/2 個
えのき（ざく切り）	1/2 個
ツナ水煮缶	1 缶
カットトマト缶	1/2 缶（200g）
酒	大さじ 1
好みでオリーブ油、パセリ	各適量
にんにく（すりおろし）	小さじ 2

〈蒸しいため〉

A	水	50ml
	オリーブ油	小さじ 1/2
	塩	ひとつまみ

スープの素

豆乳（無調整）	150ml
顆粒コンソメ	大さじ 1

つくり方

1. 鍋に玉ねぎ、にんにく、A を入れ、ぴっちりふたをして強火で 3 分蒸しいためにする。
2. 豆乳以外の残りの材料を入れて混ぜ、煮立ったら中火にして 4 分ほど煮る。
3. 2 に豆乳を加え混ぜ、沸騰させないように温める。あら熱がとれたら冷蔵庫で冷やす。

つくる時間 9 MINUTES

おおよその値段 260円

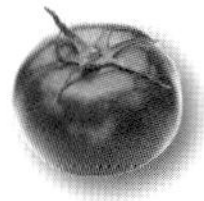
トマト

「日焼け肌」を解決

女性の味方「完熟トマト」は濃厚スープで

気になる日焼けを防ぐなら、「ツナとトマトの冷製スープ」がおすすめ。

「トマトが赤くなると医者が青くなる」といわれるほど、トマトは世界でも有名な健康フード。トマトは紫外線による**日焼けから肌を守る**食材です。ビタミンCやE、β-カロテンは日焼けによる肌老化の原因、活性酸素から肌を守ります。特に真っ赤な**完熟トマト**には、強力な抗酸化作用のある**リコピンが豊富**です。

このスープをおいしくするには、ツナとトマトを組み合わせること。ツナのイノシン酸とトマトのグルタミン酸、2つのうま味成分がミックスされると、強力なうま味になり、濃厚でコク深いスープになります。最後に豆乳を加えれば、トマトの青臭さが消えて、冷やしてもおいしい冷製スープになります。

Column
5

おすすめ「若返りフード」ベスト3

何歳になっても、若々しくて肌や髪がツヤツヤ――。
そんな「若返り効果抜群の食材」ベスト3を紹介しましょう。

1位　鮭……鮭の赤い色はアスタキサンチンという天然色素によるもの。脂溶性抗酸化物質の中で、**最も強力な抗酸化作用**があります。

2位　鶏肉……アミノ酸スコアがパーフェクトな食材。高タンパクで低脂肪なうえに、血液をサラサラにする不飽和脂肪酸が豊富。特に体脂肪が気になる女性に嬉しい**若返りフードの代表格**です。

3位　納豆……納豆はＳＯＤといわれる活性酸素を消去する酵素、血管や骨を丈夫にするビタミンＫ。美肌づくりを促すビタミンB_6など、**中年太りを撃退する食品**です。

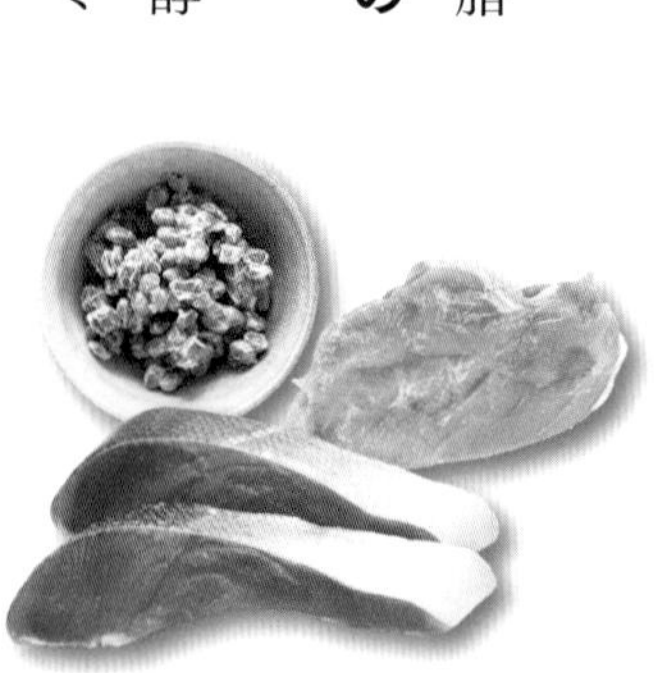

6章

「ストレス」を解決！
心が落ち着き、気持ちが静まるスープ

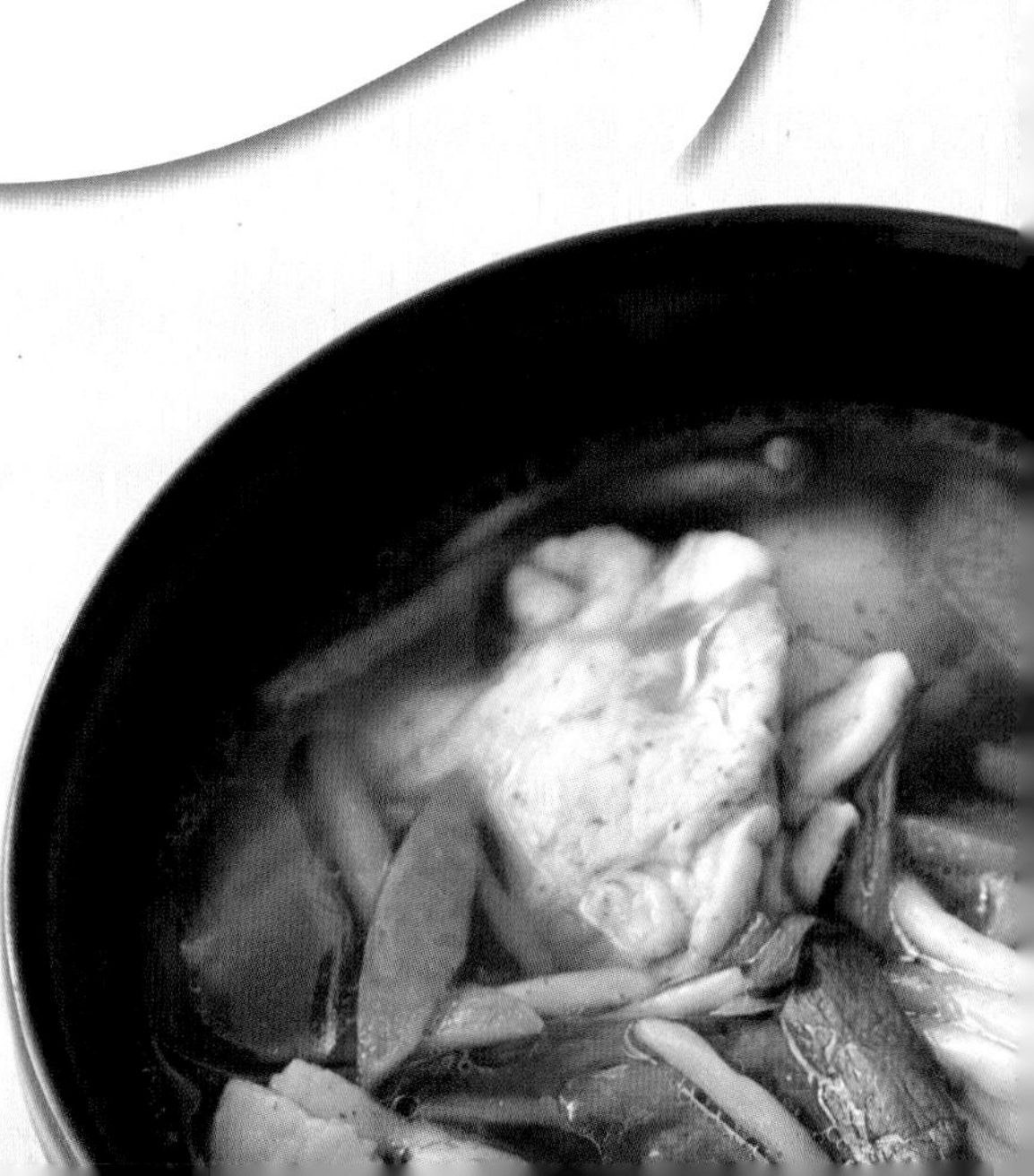

セロリとエビの塩麹スープ

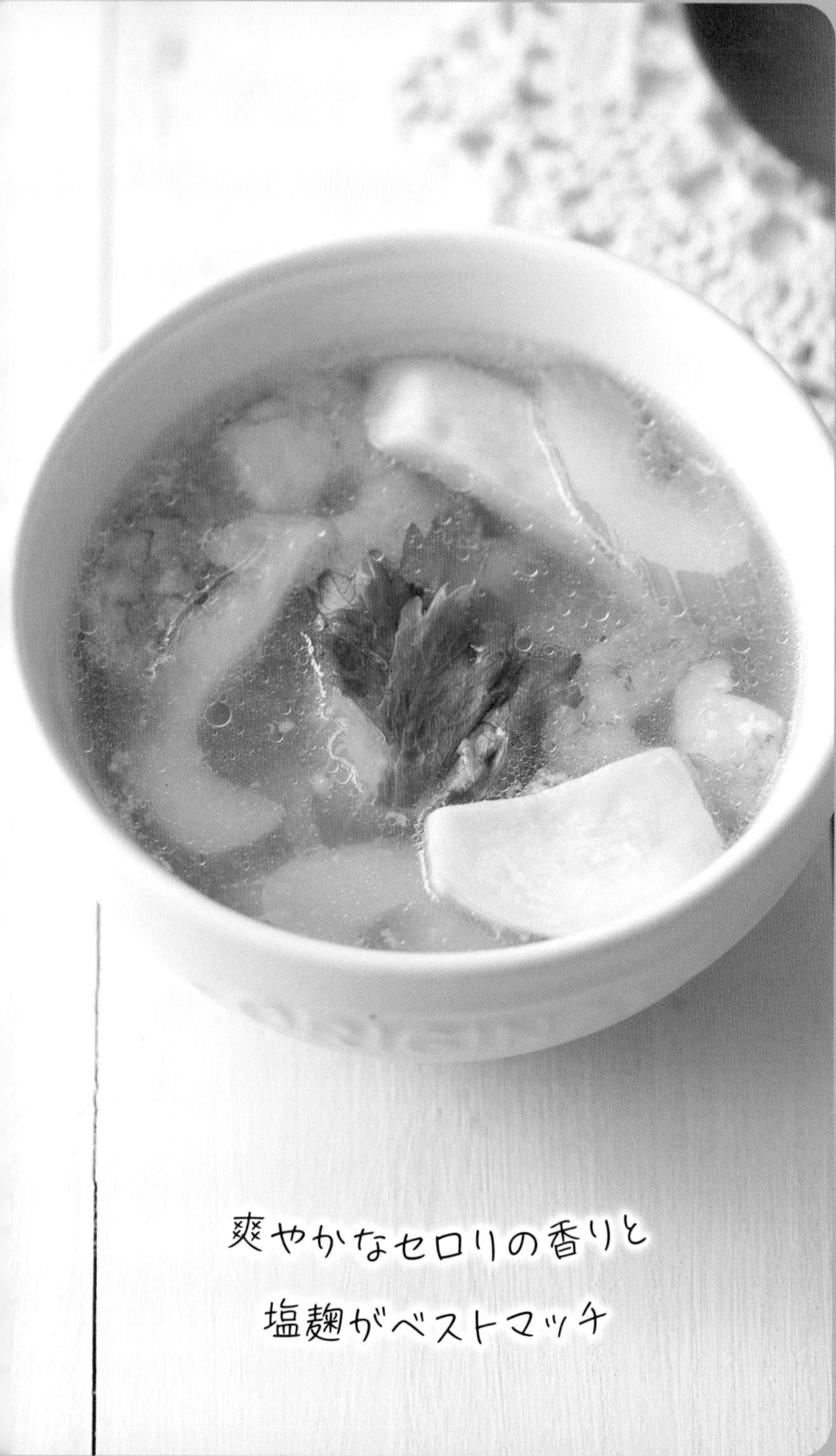

爽やかなセロリの香りと
塩麹がベストマッチ

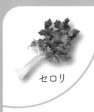

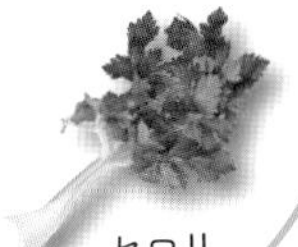

セロリ

憂うつ気分を消す

ブルーマンデーも「スープ」が解決

休日明けはちょっと憂うつ。苦手なママ友や上司とまた会うのかと思うと、気分は晴れないものです。

そんなときこそ、「セロリとエビの塩麹スープ」がおすすめです。

セロリは**「天然の精神安定剤」**。特有の香り、**アビオイル**はイライラを抑え、安らかな心に導きます。エビは張りつめた気分を穏やかにする**カルシウム**や、ストレスによる酸化から身を守る**ビタミンE**も含みます。

このスープをおいしくするには、セロリにさっと火を通すこと。加熱時間を短くすれば、セロリ独特の歯応えや香りがスープに残ります。さらにうま味の豊富なエリンギを加えれば食べ応えも十分です。

最後にセロリの葉を加えましょう。フレッシュな独特の香りがスーッと鼻に抜けて気分も爽快。食べるほどに、元気が出てきます。

セロリの精油成分で心が落ち着く――

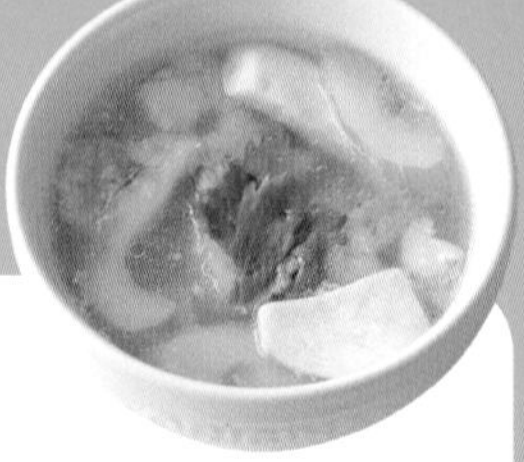

材料（2人分）

具材

エビ（冷凍）	100 g
セロリ（斜め切り）	1/2 本
エリンギ（薄切り）	1 本

〈蒸しいため〉

A	水	50ml
	ごま油	小さじ 1/2
	塩	ひとつまみ

スープの素

B	鶏がらスープの素	大さじ 1/2
	酒	大さじ1
	塩麹	小さじ 1
	水	300ml

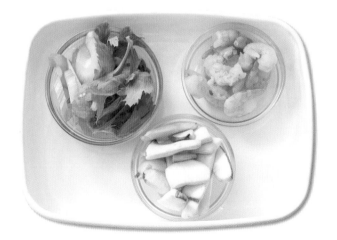

おおよその値段
260円

セロリとエビの塩麹スープ

つくる時間

6

MINUTES

つくり方

1 鍋にエビとセロリ（茎のみ）、エリンギ、A を入れ、ぴっちりふたをして強火で３分蒸しいためにする。

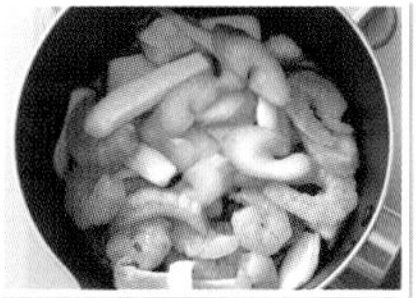

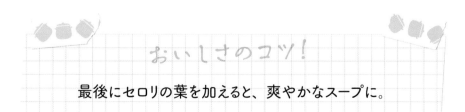

エビとセロリの茎のみ入れる

2 セロリの葉、B を加え、煮立ったら中火にして2分ほど煮る。

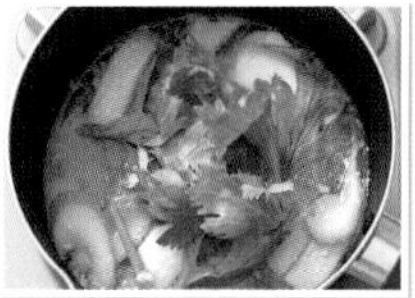

セロリの葉を加える

おいしさのコツ！

最後にセロリの葉を加えると、爽やかなスープに。

レタスとツナのサラダ風スープ

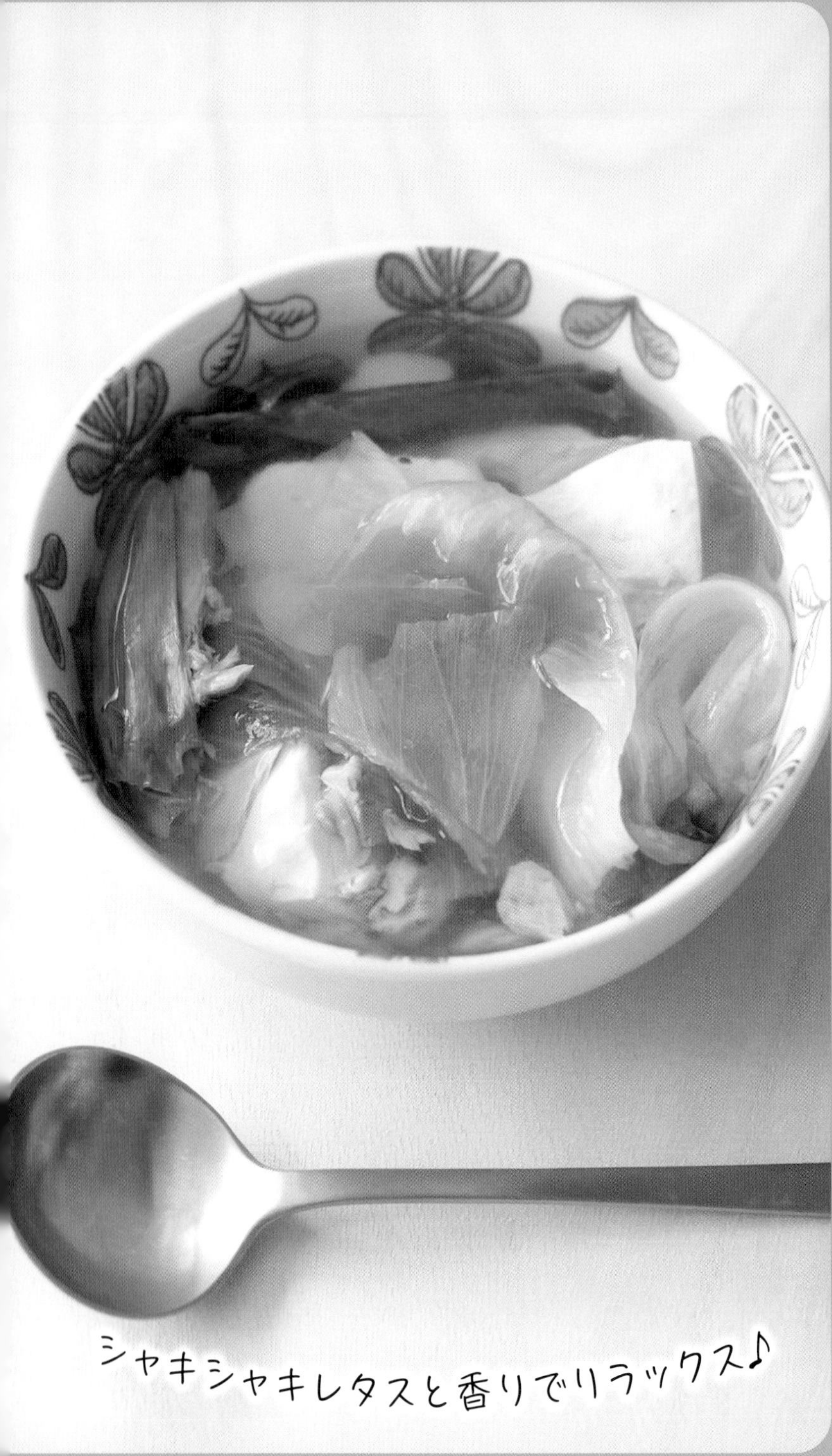

シャキシャキレタスと香りでリラックス♪

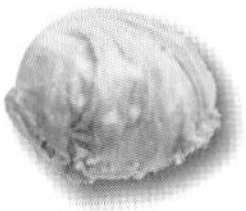
レタス

ストレスが消える

「サラダ感覚で味わう」から、おいしい

サラダ感覚で楽しめる——それが「レタスとツナのサラダ風スープ」。あごを動かしてよく噛むと、ストレスが和らぎます。しっかり噛んで食べるスープだから、噛むほどに落ち着いて、リラックスできます。レタスの乳白色の成分「**ラクチュコピクリン**」には、**精神を安定**させる作用があります。ストレスにより消耗されるタンパク質も、ツナ缶を食べることで補えます。

このスープをおいしくするにはレタスにさっと火を通すこと。淡い緑色に仕上げれば、口当たり滑らか、みずみずしい食感になります。また隠し味にお酒を入れると、ツナ缶独特の臭みやレタスの苦みが消えて、食べやすくなります。最後にひとつかみの追いレタスを加えましょう。まるでサラダ感覚の食べるスープに早変わりです。

身近なレタスが心身のストレスを緩和――

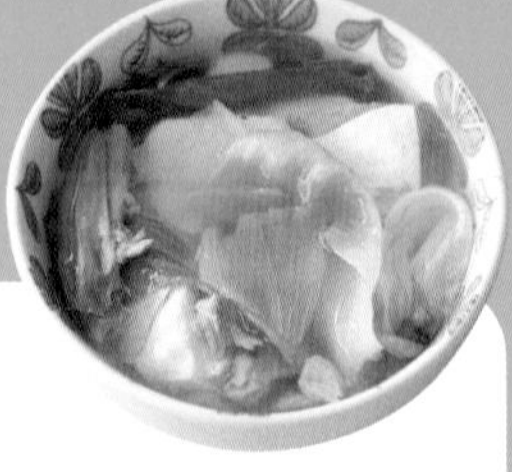

材料（2人分）

具材

レタス（ちぎる）―― 70g
ツナ水煮缶 ―― 1缶
絹豆腐 ―― 1丁（150g）
＊3連のもの

スープの素

A 鶏がらスープの素 ―― 大さじ 1/2
　酒 ―― 大さじ 1
　水 ―― 300ml

〈好みのトッピング〉
しょうが（すりおろし）―― 小さじ 1/2

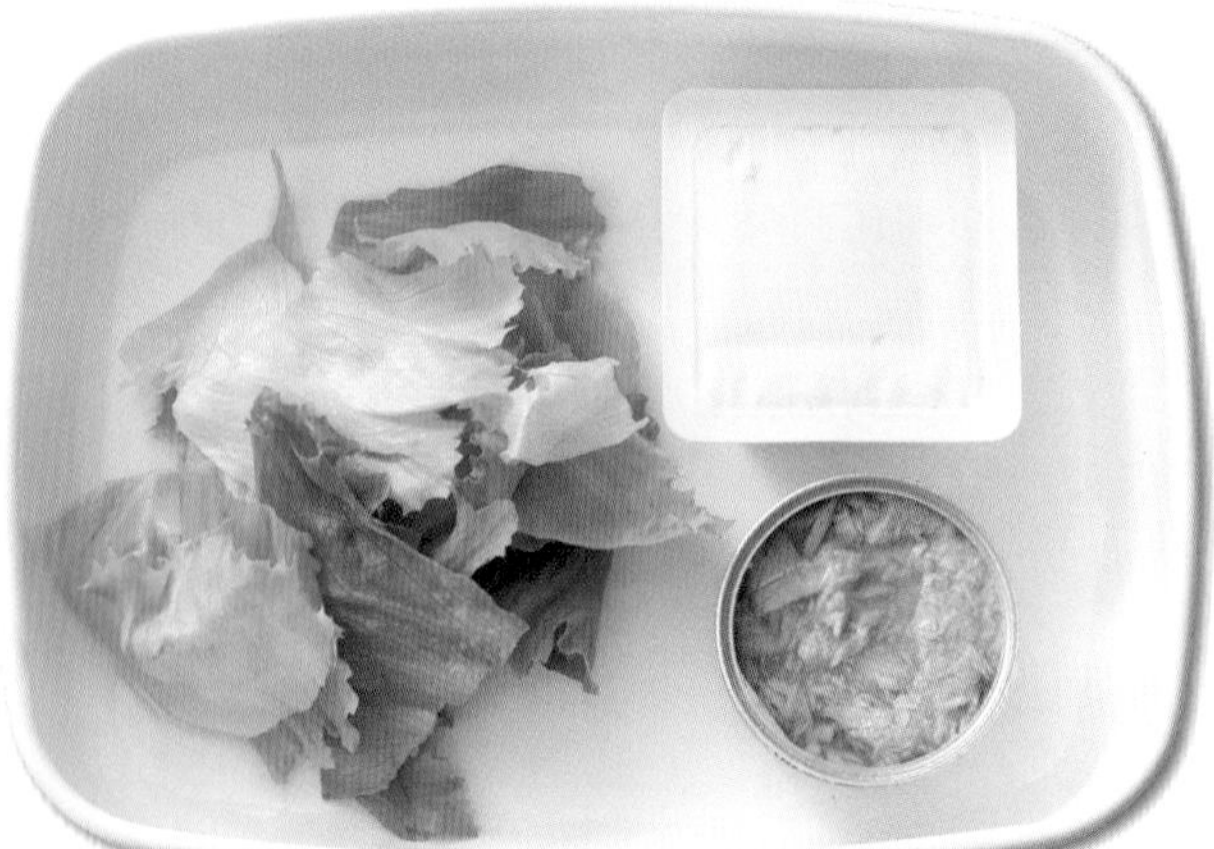

おおよその値段
250円

レタスとツナのサラダ風スープ

つくり方

つくる時間
4
MINUTES

1 鍋に A と半量のレタス、ツナ缶、
豆腐をスプーンですくって入れ、
ふたをして強火にかける。煮立っ
たら中火にして 1 分ほど煮る。

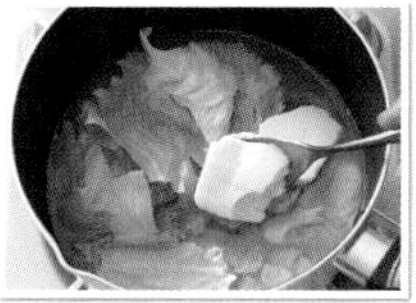

豆腐をやさしく入れる

2 火を止めて、残りのレタスを加
えふたをして 30 秒ほど蒸らす。

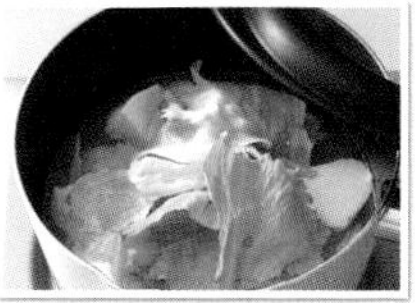

レタスが少ししんなり
するように

おいしさのコツ！

最後に入れる追いレタスは半生で仕上げ、
食べ応えと食感アップ！

「ストレス」を解決！　心が落ち着き、気持ちが静まるスープ

ホタテとキャベツの癒しスープ

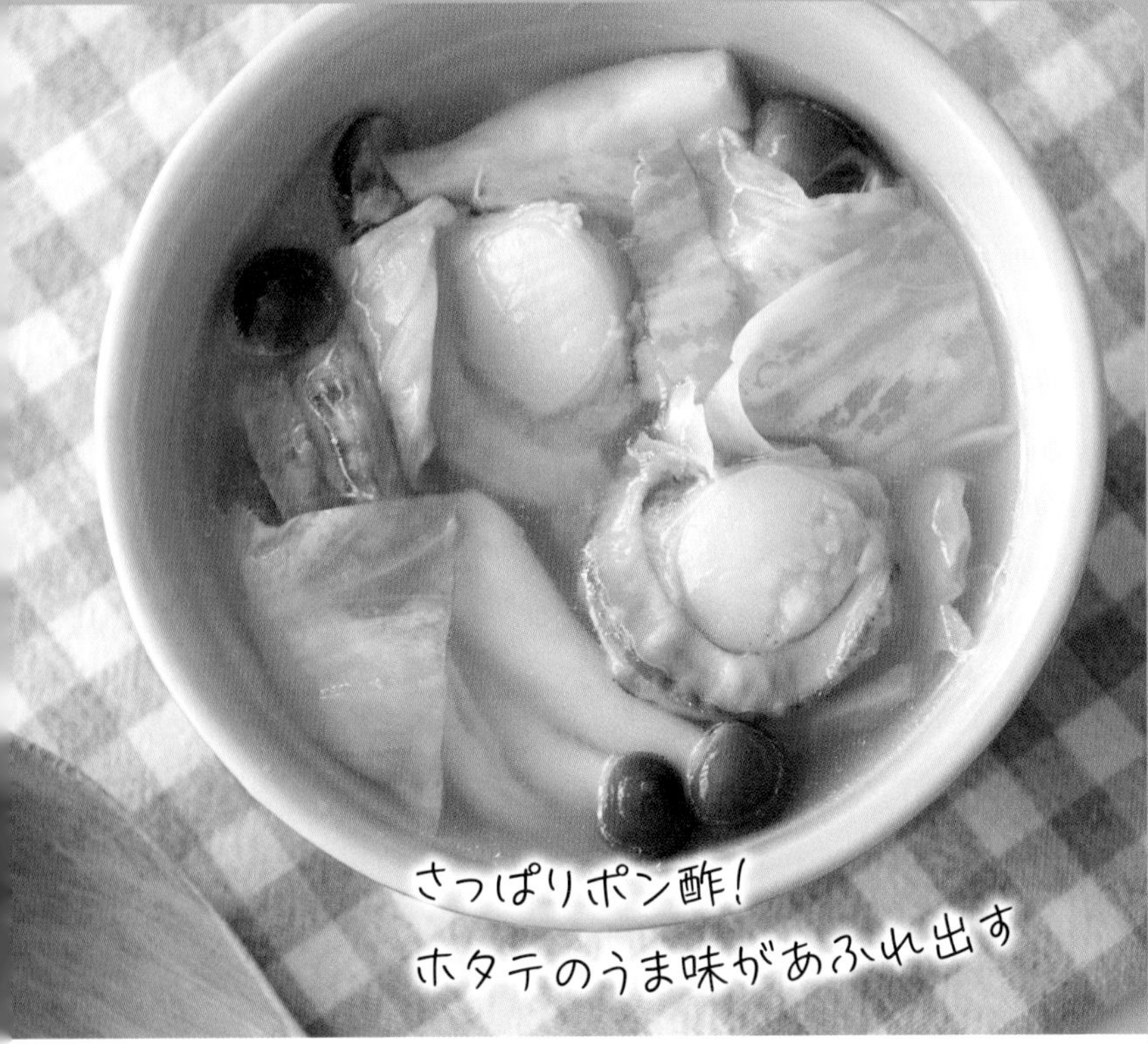
さっぱりポン酢!
ホタテのうま味があふれ出す

つくり方

1. 鍋にキャベツ、しめじ、Aを入れ、ぴっちりふたをして強火で3分蒸しいためにする。

2. ホタテ、Bを加え、中火にして2分ほど煮る。

材料（2人分）

具材

蒸しベビーホタテ	100g（8個）
キャベツ（ちぎる）	100g（3枚）
しめじ（小房）	1/2袋

〈蒸しいため〉

A	水	50ml
	ごま油	1/2
	塩	ひとつまみ

スープの素

B	鶏がらスープ	小さじ1
	ポン酢	大さじ1
	酒	大さじ1
	水	300ml

おいしさのコツ!

キャベツはちぎって使うとやさしい口当たりになる。

つくる時間 6 MINUTES

おおよその値段 260円

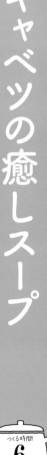

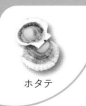

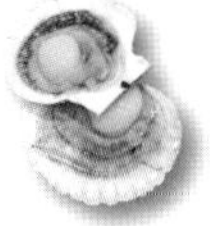
ホタテ

不眠に効く

眠れない夜に頂く「心にしみる一品」

翌日に大事なことを控えた夜は、緊張や心配で眠れないもの。そんな夜におすすめなのが「ホタテとキャベツの癒しスープ」です。

ホタテは**「天然の眠りグスリ」**。アミノ酸の一種、**グリシン**が睡眠や呼吸に関わり、**催眠作用**に似た効果を発揮します。また、キャベツのビタミンUはストレスによる胃の不調を緩和してくれます。過度の緊張やソワソワした気持ちをほぐし、朝までグッスリ安らかな眠りへと誘います。

このスープをおいしくするには、ホタテに軽く火を通すこと。さっと温める程度に加熱をすれば、ホタテの貝柱がホロッとやわらかく崩れて、やさしい甘みとうま味がお口いっぱいに広がります。

最後にポン酢で味を引き締めます。柑橘類のほどよい酸味が加わると、たんぱくなホタテの味が引き立ち、より一層、おいしくなります。

きのことハムのチーズスープ

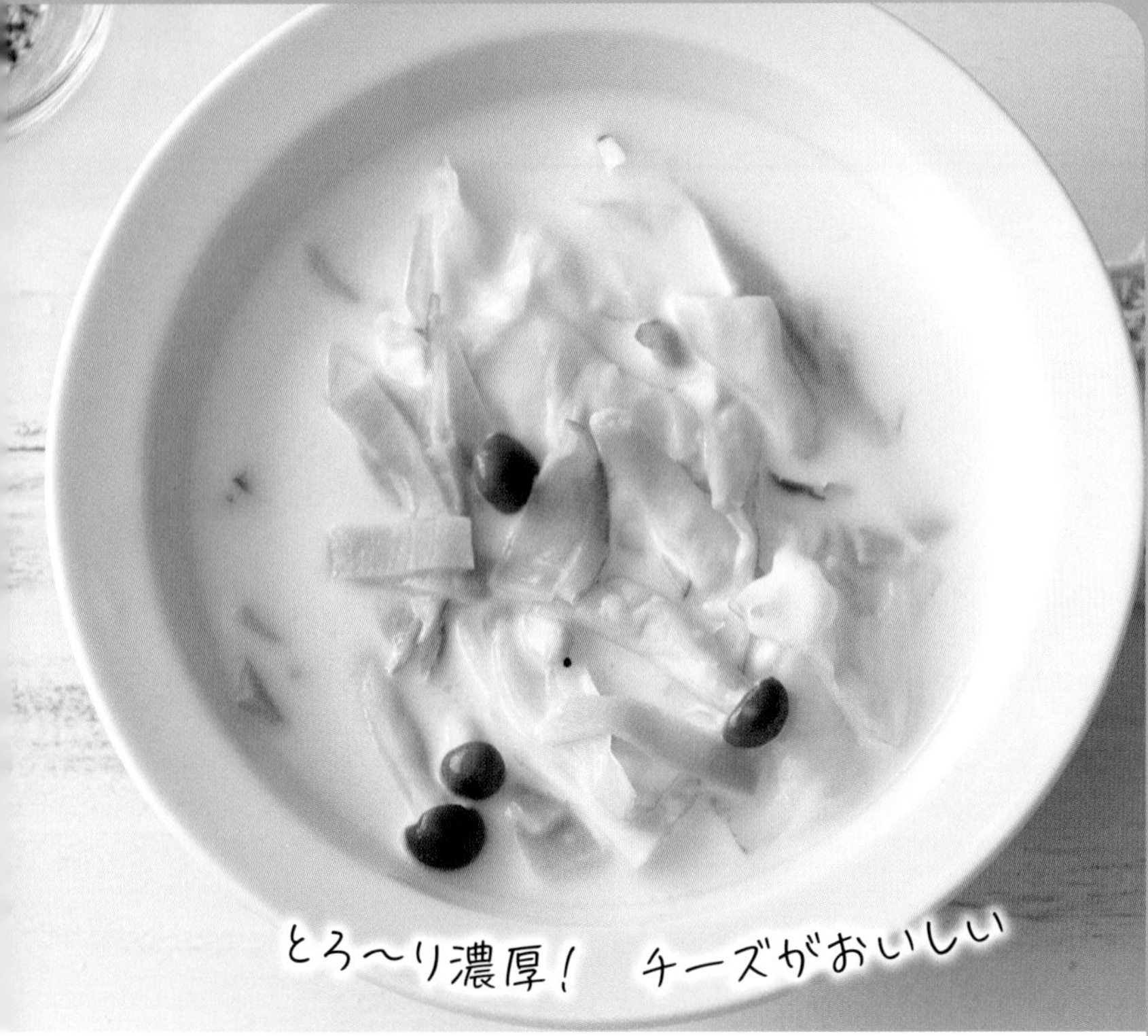

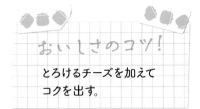

つくる時間 7 MINUTES

おおよその値段 240円

つくり方

1 鍋にキャベツとしめじ、A を入れ、ぴっちりふたをして強火で3 分蒸しいためにする。

2 ハム、B を入れ、煮立ったら中火にして 3 分ほど煮てひと混ぜする。

おいしさのコツ！

とろけるチーズを加えてコクを出す。

材料（2 人分）

具材

ハム（細切り）	3 枚
キャベツ（一口大）	100g（3 枚）
しめじ（小房）	1/2 パック

〈蒸しいため〉

A	水	50ml
	ごま油	1/2
	塩	ひとつまみ
B	顆粒コンソメ	大さじ 1
	牛乳	300ml
	とろけるチーズ	大さじ 3

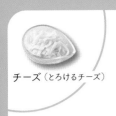

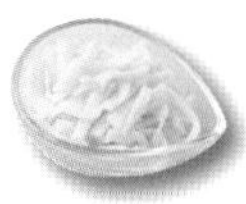

チーズ（とろけるチーズ）

神経を鎮める

週末のブランチが楽しい「家族スープ」

週末のブランチはゆっくり楽しみたい。でも、子どもは大騒ぎ……。そんな日は「きのことハムのチーズスープ」で親子一緒にリフレッシュ！　とろ〜りとろけるチーズは子どもの大好物。騒ぐのも忘れて夢中になってパクパク食べてくれます。そして、パンを添えれば立派な昼食に早変わり。ママもほっとひと息できて、気持ちも休まります。

チーズは神経の興奮を抑える効果があり、しめじの**パントテン酸**はストレスから心身を守ってくれます。

このスープをおいしくするにはチーズと牛乳を組み合わせること。牛乳にチーズを溶かしてスープにすると、とろ〜り濃厚！　コク深い1杯になります。充実したうま味の定番食材、ハムやキャベツ、しめじ。それぞれの素材のおいしさが相まって、元気をくれる1杯です。

シラスのシチリア風スープ

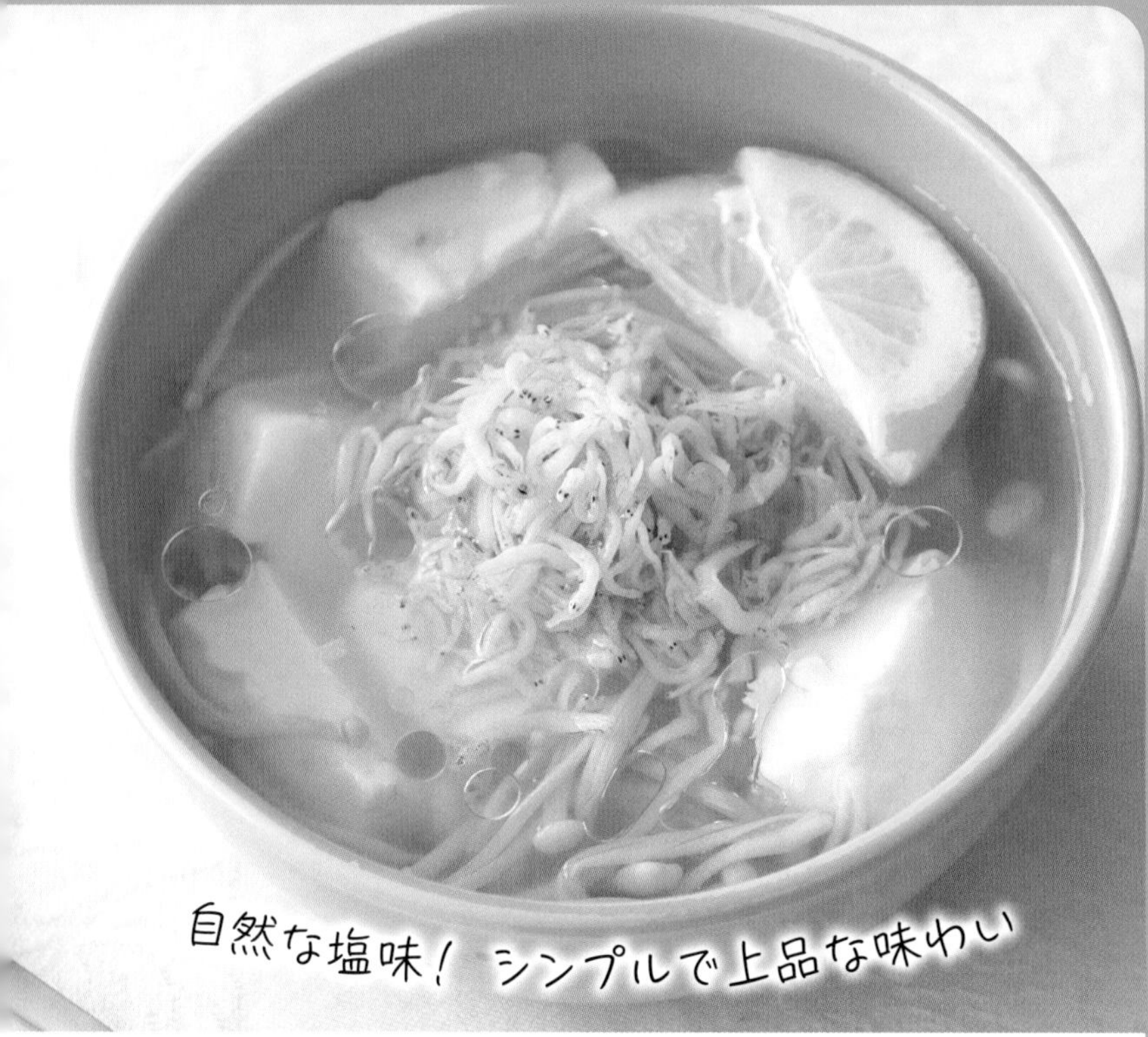

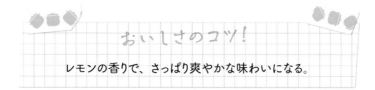

自然な塩味！ シンプルで上品な味わい

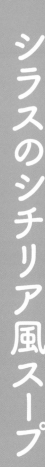

材料（2人分）

具材

シラス	大さじ2
豆腐（4等分）	1丁 ＊3連のもの
えのき（ざく切り）	1/2袋
レモン（輪切り）	2枚

スープの素

鶏がらスープの素	小さじ2
水	300ml

つくり方

1 鍋にレモン以外の材料を入れ、ふたをして3分ほど中火にかける。

2 器に盛り、レモンを添える。

〈好みのトッピング〉

オリーブオイル……適量

おいしさのコツ！

レモンの香りで、さっぱり爽やかな味わいになる。

つくる時間 5 MINUTES

おおよその値段 170円

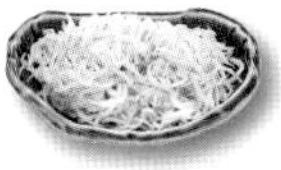

シラス

イライラ解消

「地中海の恵み」で気分を爽やかに

疲れた夜にこそ食べたいのが、海の恵みがギュッギュッと凝縮した「シラスのシチリア風スープ」です。

シラスは「気持ちを安定させる天然サプリ」。**イライラ気分を改善する最強のコンビ、カルシウム**と**ビタミンD**の両方を含むのが特徴です。レモンを添えれば、シチリア風の爽やかスープがおうちで味わえます！

このスープをおいしくするには、シラスとえのきを組み合わせること。この2つの独特のツルンとした食感、濃厚なうま味がコラボして、口当たりはやさしいのに奥深い味わいに。「もう一口、もう一口」とスプーンが止まらないおいしさです。

シラスは、軽く火を通し、ふんわりと仕上げましょう。爽やかなレモンがシラス独特のクセも和らげてくれます。

天使のクラムチャウダー

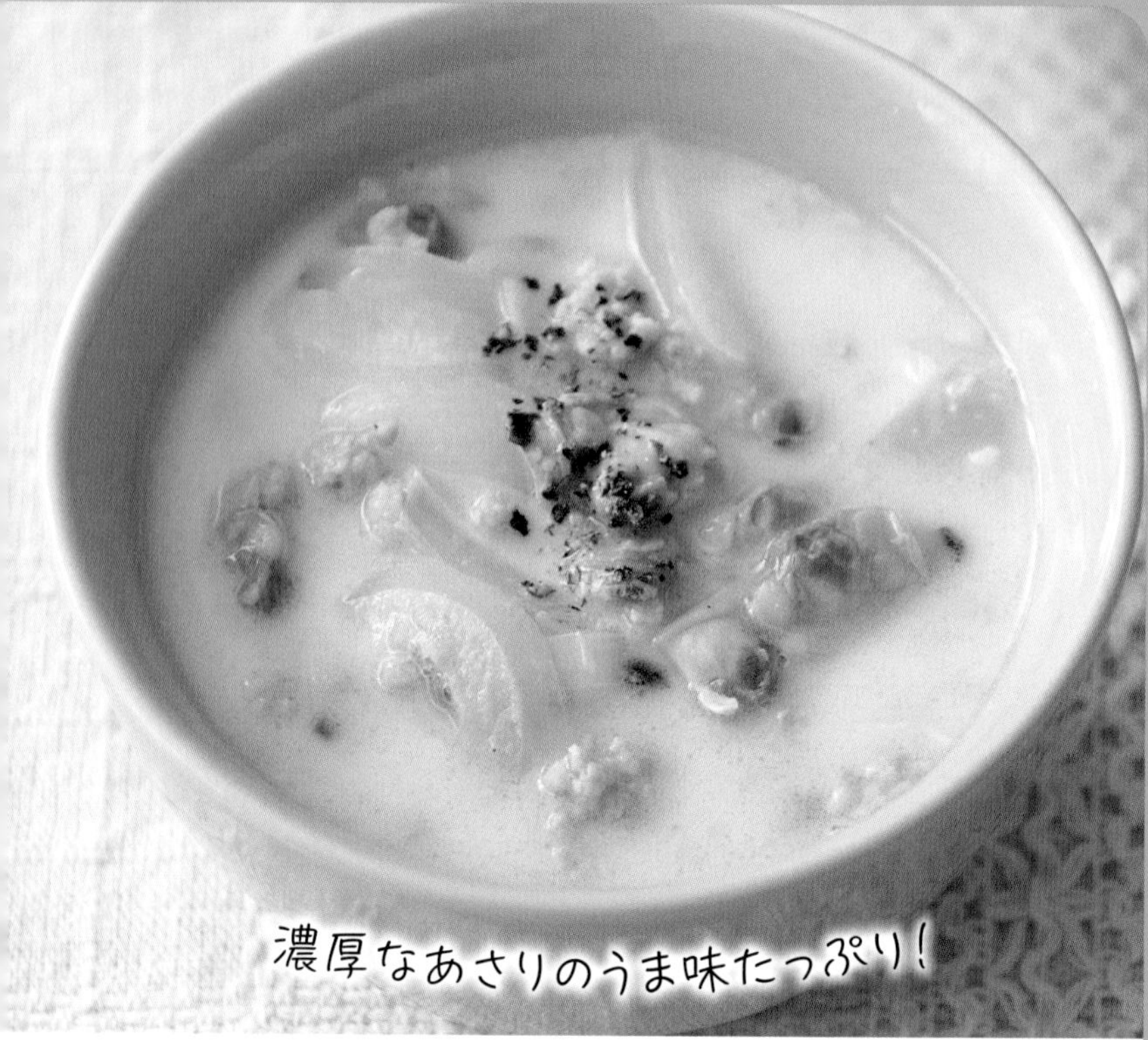

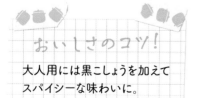

つくり方

1 鍋に玉ねぎとAを入れ、ぴっちりふたをして強火で3分蒸しいためにする。

2 豚ひき肉、あさり、Bを入れ、煮立ったら肉をほぐして、中火で5分ほど煮る。
豆乳を加えて混ぜ、沸騰させないように温める。

おいしさのコツ!

大人用には黒こしょうを加えてスパイシーな味わいに。

材料（2人分）

具材

豚ひき肉……100g
あさり水煮缶……1缶（125g）
玉ねぎ（薄切り）……1/2個

〈蒸しいため〉

A
水……50ml
ごま油……1/2
塩……ひとつまみ

スープの素

B
顆粒コンソメ……小さじ2
水……150ml

豆乳（無調整）……150ml

つくる時間 10 MINUTES

おおよその値段 340円

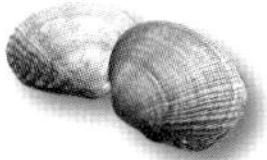

あさり

疲れた心を癒す

藤井家の定番「朝からごきげんスープ」

気がかりな仕事や予定があると、朝から何となく元気が出ないもの。

「天使のクラムチャウダー」は、そんな朝におすすめのスープです。

牛乳には、**「幸せホルモン」**セロトニンの材料となる**トリプトファン**が含まれます。あさりには、**不安や緊張を緩和**して心を穏やかにする成分が豊富。朝のパンにこのスープを添えれば、栄養満点です！

食べるほどに元気がわいてくる「わが家の定番ごきげんスープ」です。

このスープをおいしくするには、あさりと豚肉を組み合わせること。意外な組み合わせですが、この海と陸のコンビが最高の味をつくります。

豚肉のイノシン酸とあさりのコハク酸、この2つのうま味成分が出合えば、口の中でうま味が爆発！　パーッと瞬時においしさが充満します。

最後に牛乳を加えれば、濃厚でクリーミー、お腹も心も満たします。

まろやかチゲ風スープ

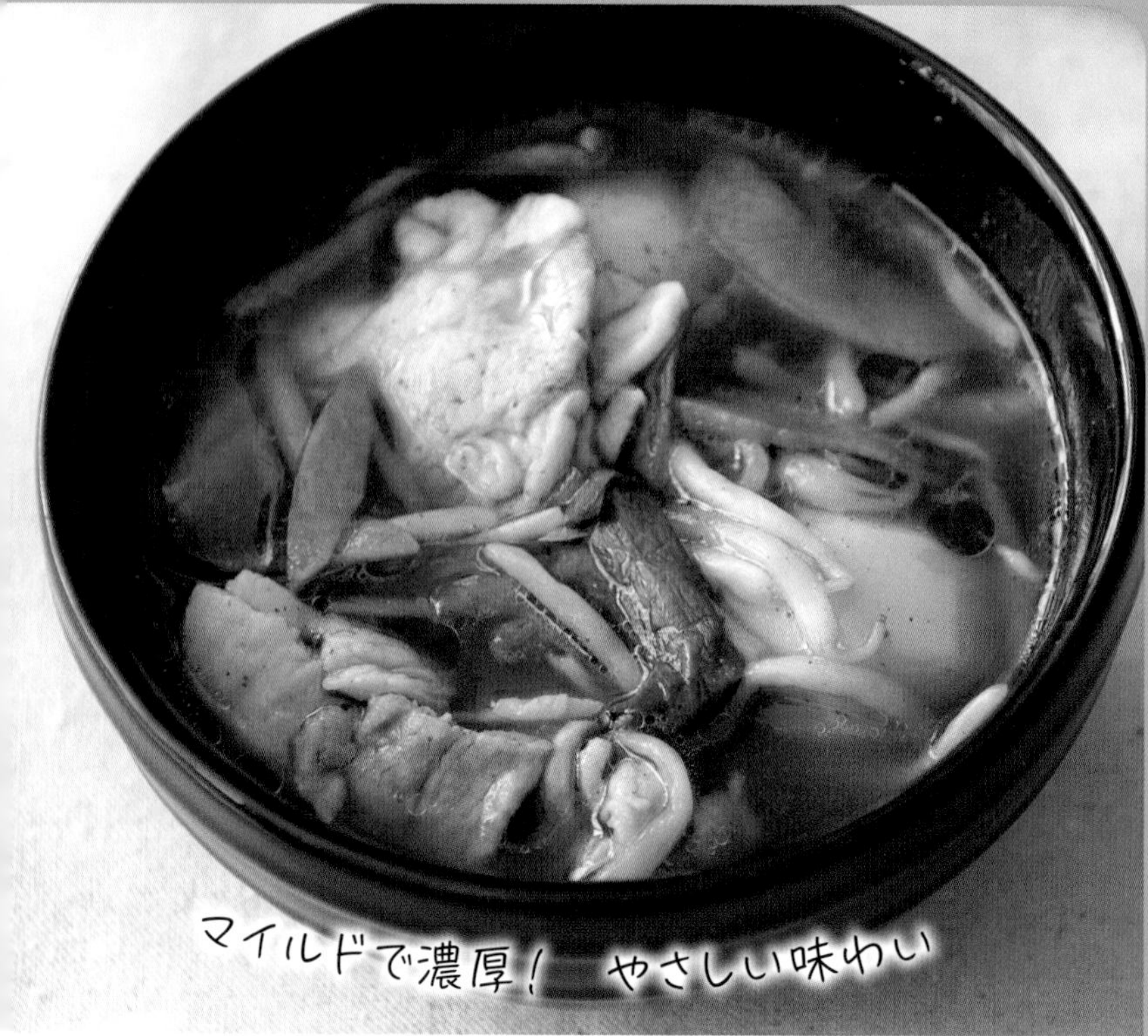

つくり方

1 鍋にしょうゆ以外の材料を入れ、ふたをして強火にかける。

2 煮立ったら中火にして6分ほど煮て、しょうゆで味をととのえる。
＊じゃがいもがやわらかくなったら完成。

〈好みのトッピング〉
一味唐辛子、ごま油 各適量

材料（2人分）

具材

豚バラ肉（2cm）	100g
もやし野菜ミックス	1/2袋
じゃがいも（1cm棒切り）	1個

スープの素

酒	大さじ1
鶏がらスープの素	大さじ1
コチュジャン	大さじ1/2
しょうゆ	小さじ1
にんにく（すりおろし）	小さじ1/3
水	300ml

つくる時間
8
MINUTES

おおよその値段
280円

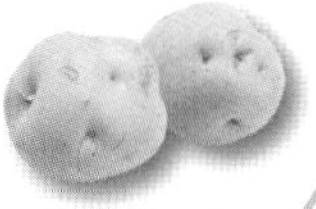

じゃがいも

気持ちリセット

多幸感をもたらす「コチュジャンの辛味」

たまには辛いスープで気分をリフレッシュしたい――。

そんなときは「まろやかチゲ風スープ」がおすすめ。気持ちが晴れない日は、目が覚めるほど、ハッとする刺激で気分を変えましょう。甘辛いみそ、コチュジャンには**唐辛子**が含まれます。その辛みが脳に伝わり、不安から意識を遠ざけてくれます。また、じゃがいものまろやかな味わいが**心を穏やかに**してくれるのです。

このスープをおいしくするには、じゃがいもをホクホクに仕上げること。ほろっと崩れるほどにやわらかく煮込めば、辛いスープの後味がまろやかに。意外なチゲスープの味わいを楽しめます。さらに辛みが欲しいときは一味唐辛子を加えましょう。唐辛子などのホットな刺激は、多幸感をもたらすともいわれます。

Column
6

毎日、グッスリ眠れる「簡単呼吸法」

なんだか寝つきが悪い、夜中に目が覚めてしまう……。そんな睡眠の悩みを解消する呼吸法があります。「**4・7・8腹式呼吸法**」です。

横隔膜を上下させて副交感神経を刺激することで、**深い睡眠へと導く効果**があります。やり方は簡単です。

①息を完全に吐き切ったら、口を閉じて4つ数えます。
②息をゆっくり鼻から吸い込み、息を止めて7つ数えます。
③8つ数えながら、口からゆっくり息を吐き切ります。

これを最初は3回。慣れてきたら5~10回ほど繰り返します。

腹式呼吸が苦手な方は、仰向けに寝てお腹に重い本をのせて、本が上下に動くように呼吸をしてみると感覚がつかめます。

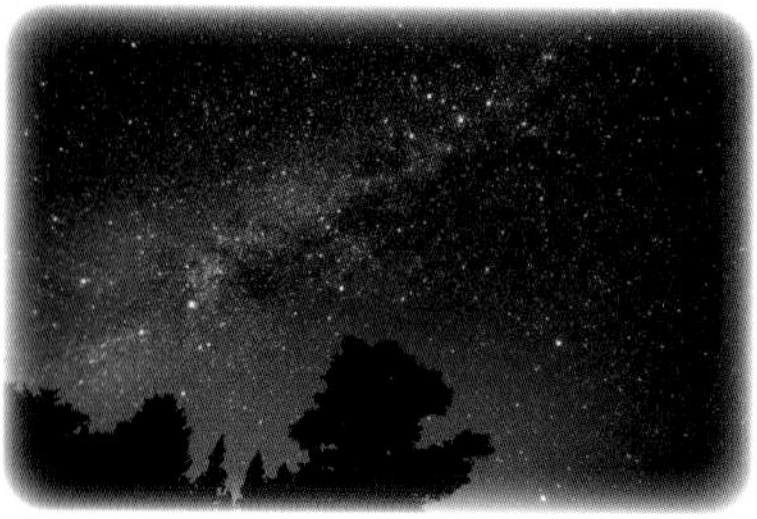

7章

「免疫低下」を解決！寒さとウイルスに強くなるスープ

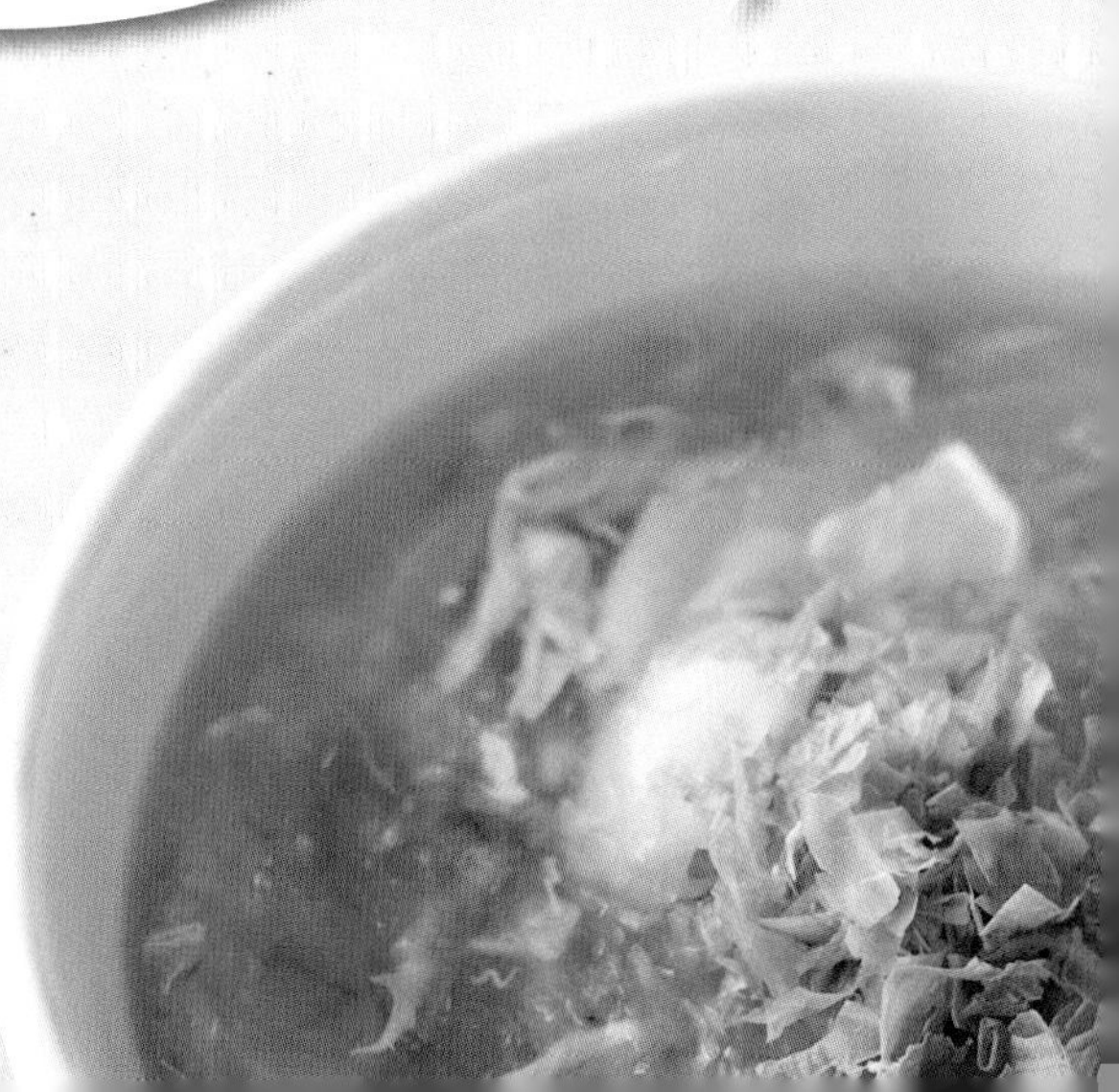

にんにくと卵のスタミナスープ

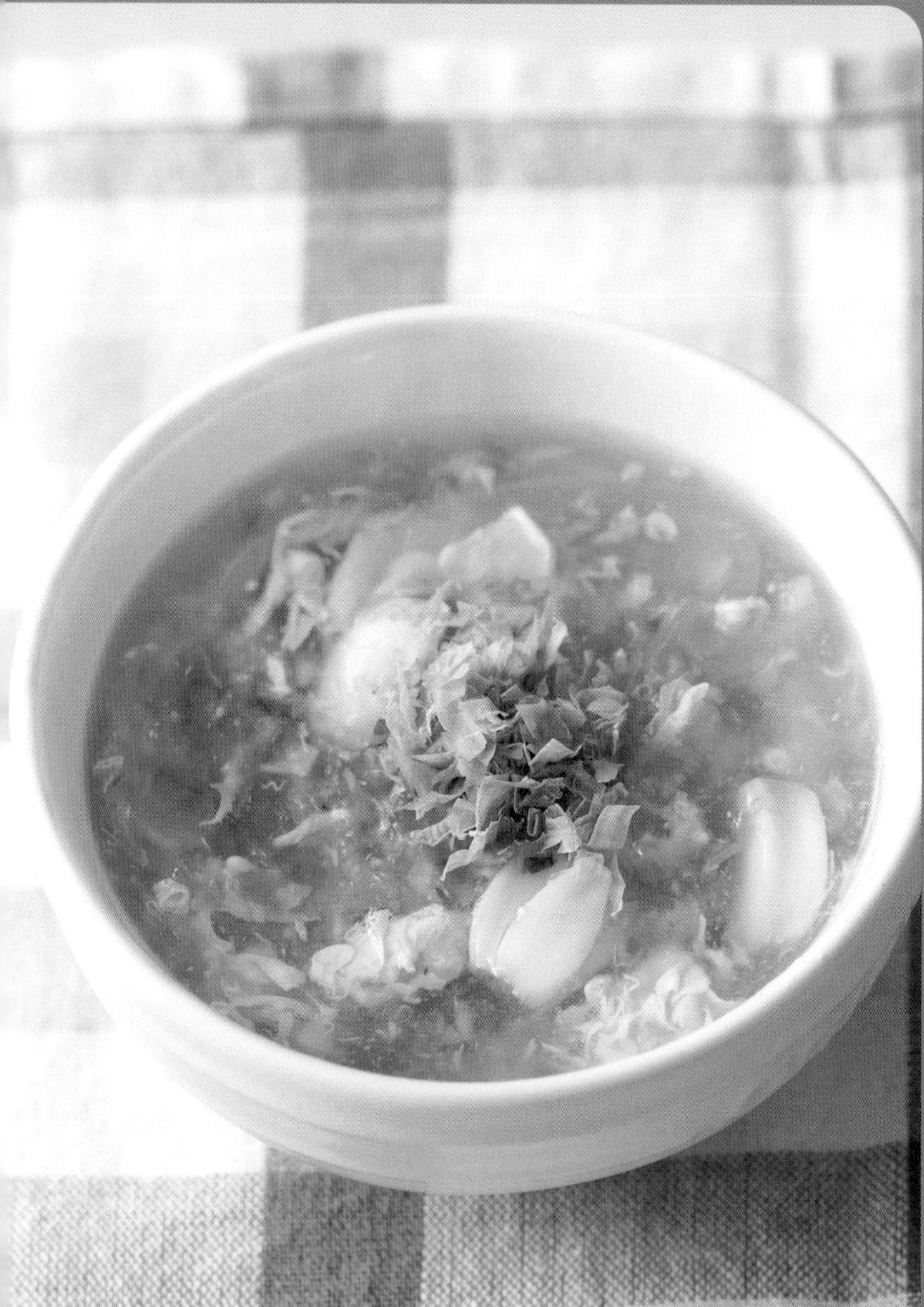

体がぽかぽか温まる! 滋養強壮スープ

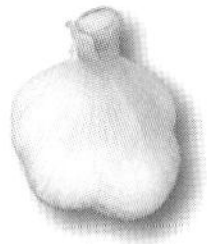

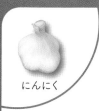

にんにく

風邪を防ぐ

「最強のスタミナ食材」を最高においしく

冬の寒さを吹き飛ばす——それが「にんにくと卵のスタミナスープ」。にんにくは「最強のスタミナ食材」。にんにくの成分**アリシン**は強力な殺菌作用があり、**ウイルスや細菌を撃退**。風邪を防ぐ効果があります。さらにスコルジンという成分が新陳代謝を活発にして、**免疫力をアップ**。体内の毒素までも取り除く凄いパワーを秘めています。また栄養満点の卵や体を温める玉ねぎ、しょうがを合わせればぽかぽかスープの完成。

このスープをおいしくするには、生にんにくを使うこと。加工されたにんにく調味料では、にんにく独特の香りや味、成分の効能が薄まるからです。さらに玉ねぎを一緒に煮込めば、自然の甘みが引き立ち、にんにく独特の匂いと相まって食べるほど元気がわいてきます。最後に溶き卵を加えれば、口当たりまろやか。やさしい味わいが体を癒します。

スタミナ食材！　にんにくで風邪予防――

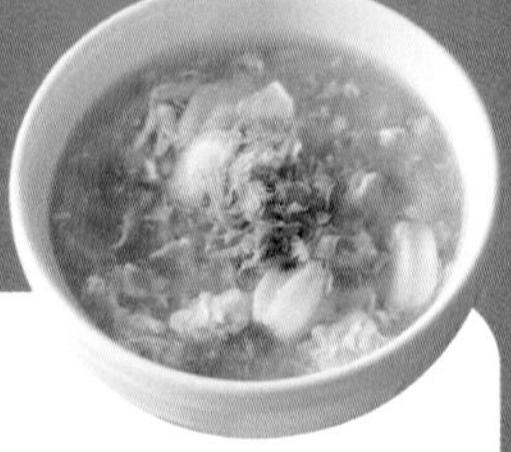

材料（2人分）

具材

卵（溶きほぐす）―― 1個

A｜玉ねぎ（薄切り）―― 1/2個
　｜にんにく（薄切り）―― 3片
　｜しょうが（すりおろし）―― 小さじ1

カツオ削り節（パック）―― 大さじ2
片栗粉 ―― 大さじ1
＊同量の水で溶いておく

スープの素

めんつゆ（3倍濃縮）―― 大さじ2
水 ―― 400ml

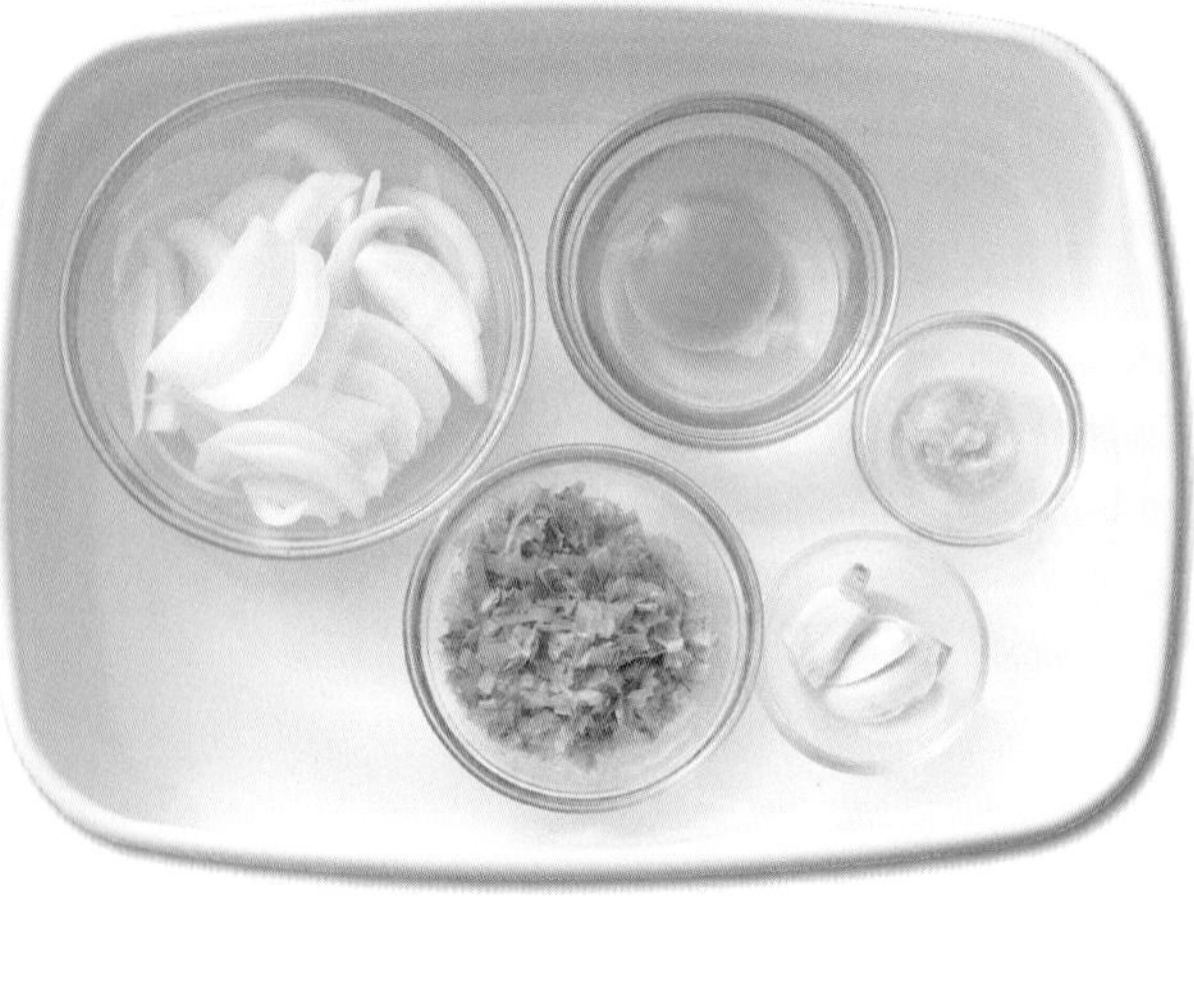

おおよその値段
160円

にんにくと卵のスタミナスープ

つくり方

つくる時間 8 MINUTES

1 鍋に A と水を入れ、ふたをして強火にかける。沸騰したら中火にして 5 分ほど煮る。

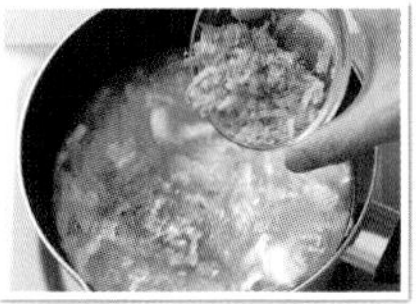
最後にカツオ削り節を入れる

2 めんつゆで味をととのえて、水溶き片栗粉を加えて混ぜる。

沸々しているところに、溶いた卵を細く回し入れる。ふわっと浮いてきたら火を止める。カツオ削り節をふりかける。

おいしさのコツ!

自然のカツオ節だしで、うまみと香りを加える。

あつあつ鍋焼きうどん

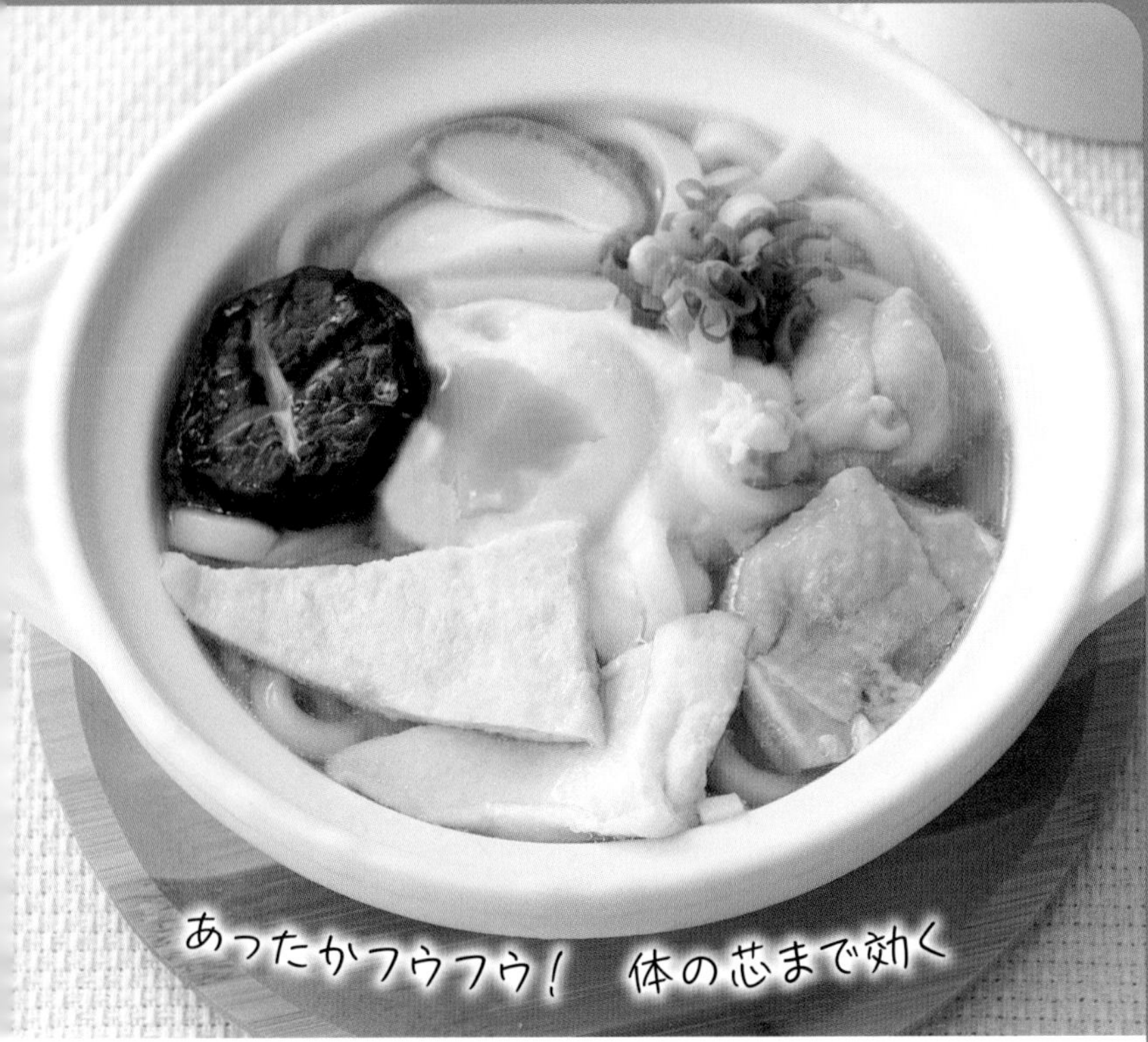

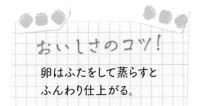

つくり方

1 土鍋にゆでうどん、Aをのせ、Bを注ぎ、ふたをして強火にかける。

2 煮立ったらアクを取り、中火で3分ほど煮込む。

3 卵を割り入れ、1分ほど煮る。青ねぎ、しょうがを加える。

おいしさのコツ！

卵はふたをして蒸らすとふんわり仕上がる。

材料（2人分）

具材

	ゆでうどん（水で洗う）	1玉
A	鶏もも肉（ひと口大）	60g
A	油揚げ（ひと口大）	1/3枚
A	かまぼこ（薄切り）	2枚
A	干ししいたけ	1枚
	卵	1個

スープの素

B	水	300ml
B	白だし	大さじ2

〈好みのトッピング〉

刻み青ねぎ（市販）	大さじ1
しょうが（すりおろし）	小さじ1/2

つくる時間 7 MINUTES

おおよその値段 280円

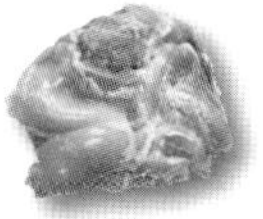

鶏もも肉

ウイルス撃退

体が喜ぶ「具だくさん」の栄養バランス

冬は空気が乾燥する季節。風邪のウイルスが体に侵入しないように、鼻とのどを乾燥から守ることが大切。そこで「あつあつ鍋焼きうどん」。鶏肉はのどや鼻の**粘膜を強化するビタミンA**が豊富。漢方ではお腹を温めて気を補う食品といわれます。ウイルスや細菌に負けない体づくりには栄養バランスも大切です。**免疫力を高めるきのこ**、**野菜**、**豆類**を同時にとれて、お腹にもやさしいから、家族みんなで楽しめます。

この鍋をおいしくするには、うどんと具を一緒に煮込むこと。野菜や油揚げ、鶏肉、すべての素材のうま味がスープに溶け出して、飲むほどに体に染みわたる。最後の1滴までゴクリと飲み干したくなるおいしさです。さらに卵を加えれば、とろ～り黄身がうどんや具に絡まって、食欲も倍増。爽やかな青ねぎが気分を爽快にしてくれます。

お湯を注ぐだけねぎだくスープ

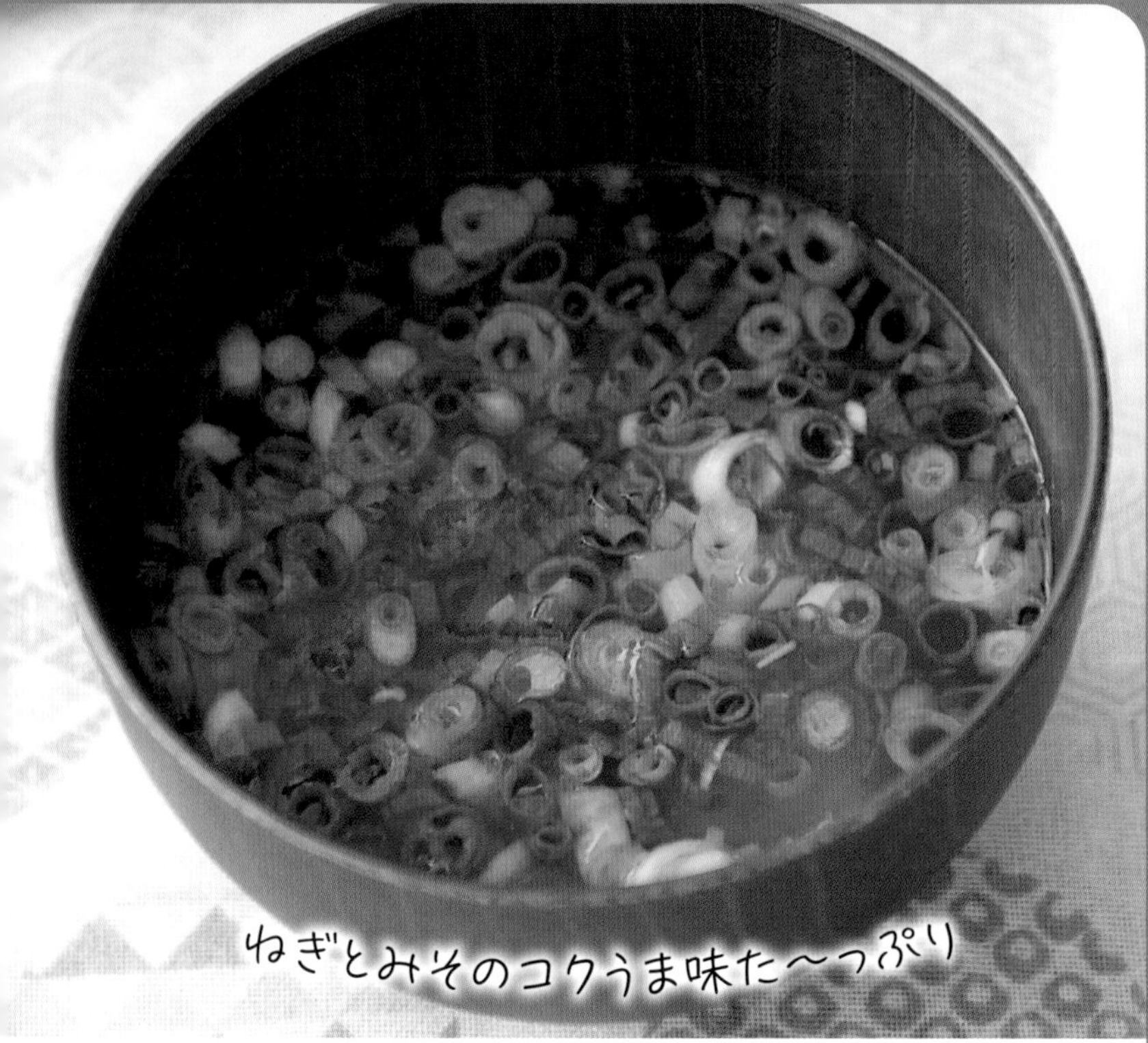

材料（2人分）

具材

A
- 刻み青ねぎ（市販）―― 大さじ 3
- みそ ―― 大 1/2
- しょうが（すりおろし）― 小さじ 1/3

熱湯 ―― 180ml

つくり方

1 Aを器に入れてねり混ぜる。熱湯を注ぎ、溶きのばす。

おいしさのコツ！

青ねぎとしょうがの風味で、だし不要でもおいしい。

つくる時間 1 MINUTES

おおよその値段 90円

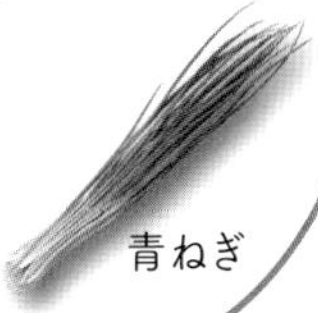
青ねぎ

せきを抑える

ねぎとみその「香ばしさ」がうれしい

風邪をひいてせきが続くと、睡眠もおろそかになりがちです。そんなときこそ、おすすめなのが「お湯を注ぐだけねぎだくスープ」。

青ねぎは「**風邪の万能薬**」。豊富なカロテンが皮膚や粘膜を丈夫にして、せきやたんを和らげます。また殺菌作用に優れる**ビタミンCとネギオールの相乗効果で、感染症を予防**します。また硫化アリルという成分が体を温め、頭痛や風邪による悪寒、関節痛などの痛みも緩和に導きます。

このスープをおいしくするには、ねぎを練り混ぜること。ねぎとみそを箸で混ぜておくと、青ねぎの繊維が壊れて、お湯を注いだ瞬間、爽やかな青ねぎの風味がパーッと広がります。一口飲めば発酵調味料・みそのいい香り、ピリッと辛いしょうがで気分もスッキリ。疲れた夜や寒い日の朝にも重宝する、体を芯からポカポカ温めてくれる1杯です。

栄養満点ホッとミルクセーキ

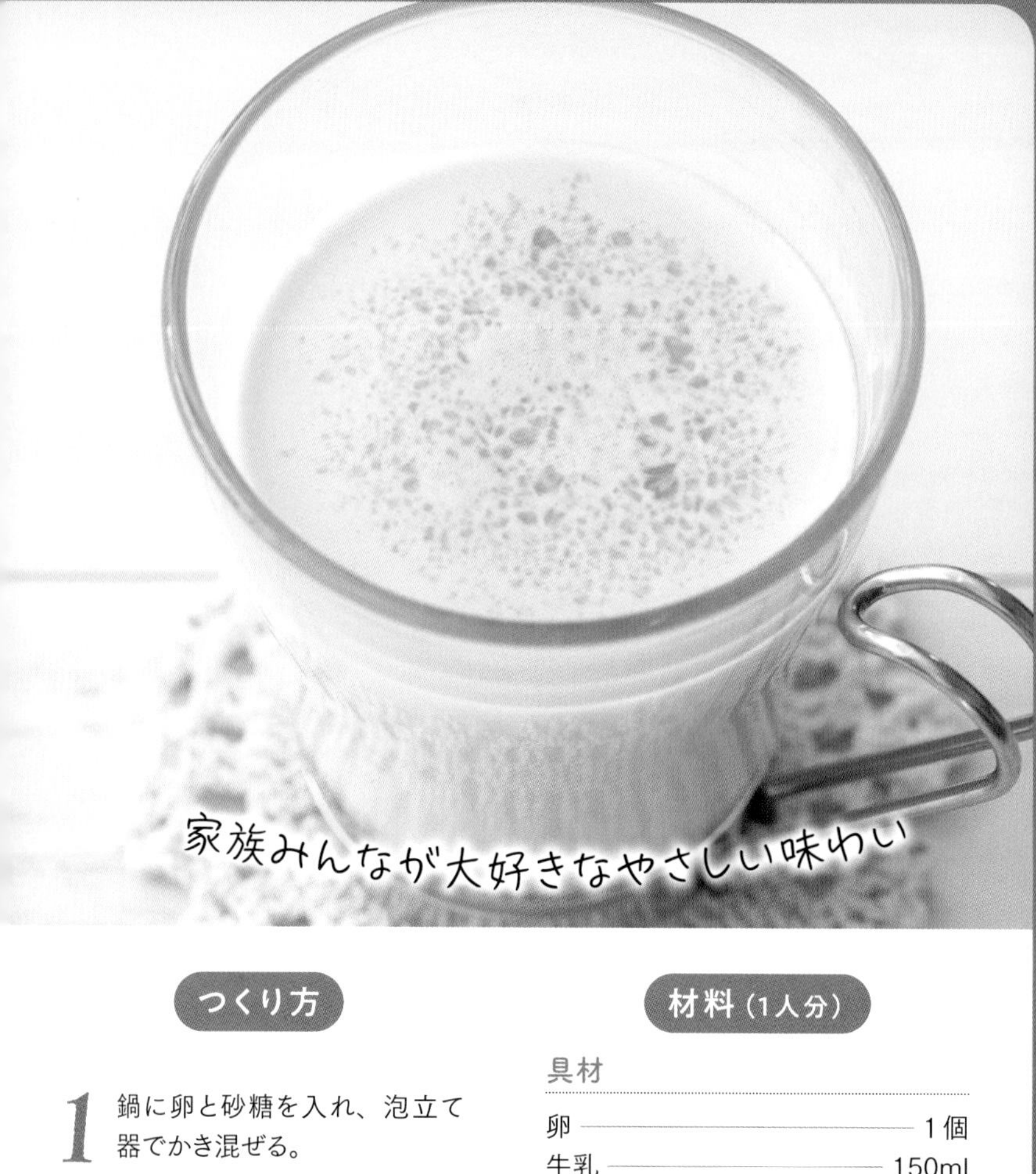

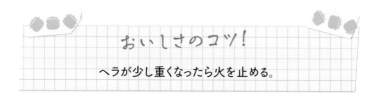

家族みんなが大好きなやさしい味わい

つくり方

1 鍋に卵と砂糖を入れ、泡立て器でかき混ぜる。

2 牛乳を加えて混ぜ合わせ、強めの弱火にかけて、ヘラでゆっくり混ぜながら温める。少しトロミが出てきたら火を止める。

材料（1人分）

具材

卵	1個
牛乳	150ml
砂糖	小さじ2

おいしさのコツ！

ヘラが少し重くなったら火を止める。

つくる時間 4 MINUTES

おおよその値段 120円

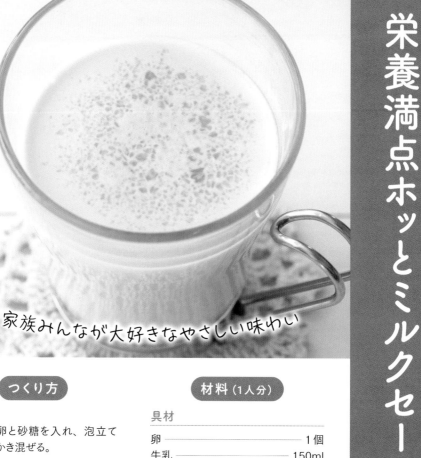

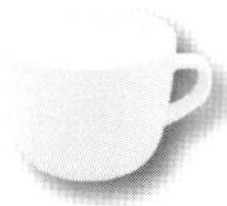

牛乳

発熱に効く

この「ひと口」が最高の元気をくれる

風邪を治すには「栄養」「休養」が一番。熱で食欲がわかないときは、「栄養満点ホッとミルクセーキ」がおすすめです。

ミルクセーキは**発熱に効くドリンク**。熱が出ると体内では、ビタミンAやB_1、C、ナトリウムなど、体に必要なさまざまな栄養成分が大量に奪われます。卵と牛乳、砂糖でつくるミルクセーキなら甘くて飲みやすく、**必要な栄養を効率よく補給**するのにピッタリなのです。

このドリンクをおいしくするには、ひと肌程度に温めること。少しとろみをつけるとやさしい口当たりで飲みやすくなります。お味はミルキーでほんのり甘い。弱った体をホッと癒して、元気をくれる1杯です。

解熱したいときは、冷蔵庫で冷やして冷製ミルクセーキにしたり、冷凍庫で固めてアイスクリームにも早変わり。わが家定番の飲みものです。

野菜とヨーグルトのスムージー

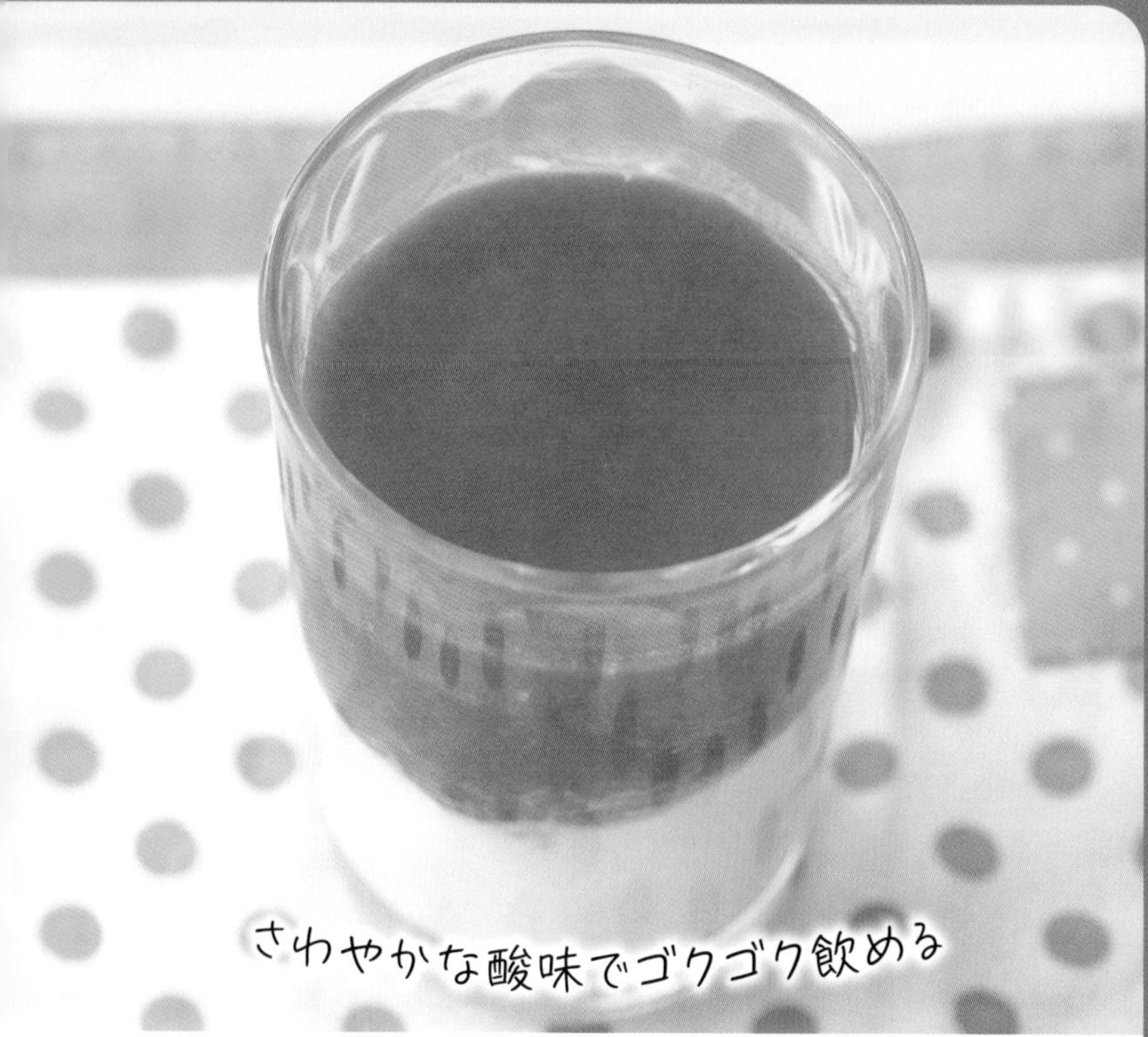

さわやかな酸味でゴクゴク飲める

材料（1人分）

具材

野菜ジュース	100ml
プレーンヨーグルト	50ml

つくり方

1 器にすべての材料を入れて、なめらかになるまで混ぜる。
＊2段にしてよく混ぜながら飲んでもよい。

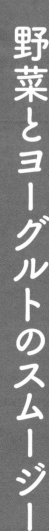

おいしさのコツ！

野菜ジュース：ヨーグルト＝2：1の割合がおいしい。

つくる時間 3 MINUTES

おおよその値段 100円

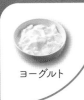

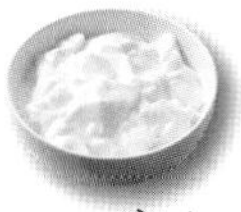

抵抗力を高める

「ヨーグルトの免疫効果」を上手に楽しむ

風邪が治りかけたら……「野菜とヨーグルトのスムージー」の出番。

ヨーグルトは「**体力回復フード**」です。熱が下がり、食欲が戻ってきたら、ヨーグルトで体力を回復し抵抗力を高めましょう。ひんやりとのどごしがよく、整腸作用もあるため、腸内の**免疫細胞を活性化**して免疫力を高めてくれます。さらに抗酸化作用の強いリコピンやβ-カロテンを含む野菜ジュースと合わせれば、**ウイルスへの抵抗力もアップ**します。

このドリンクをおいしくするには野菜ジュースとヨーグルトを「2対1の比率」で割ること。ほどよいヨーグルトの酸味と野菜ジュースの甘みがマッチした、爽やかな1杯になります。リコピンを含むトマト系、β-カロテンを含むにんじん系野菜ジュース、好みの味を選びましょう。

早めの回復のために、飲みやすいほうをおすすめします。

ふわふわ豆腐の中華がゆ

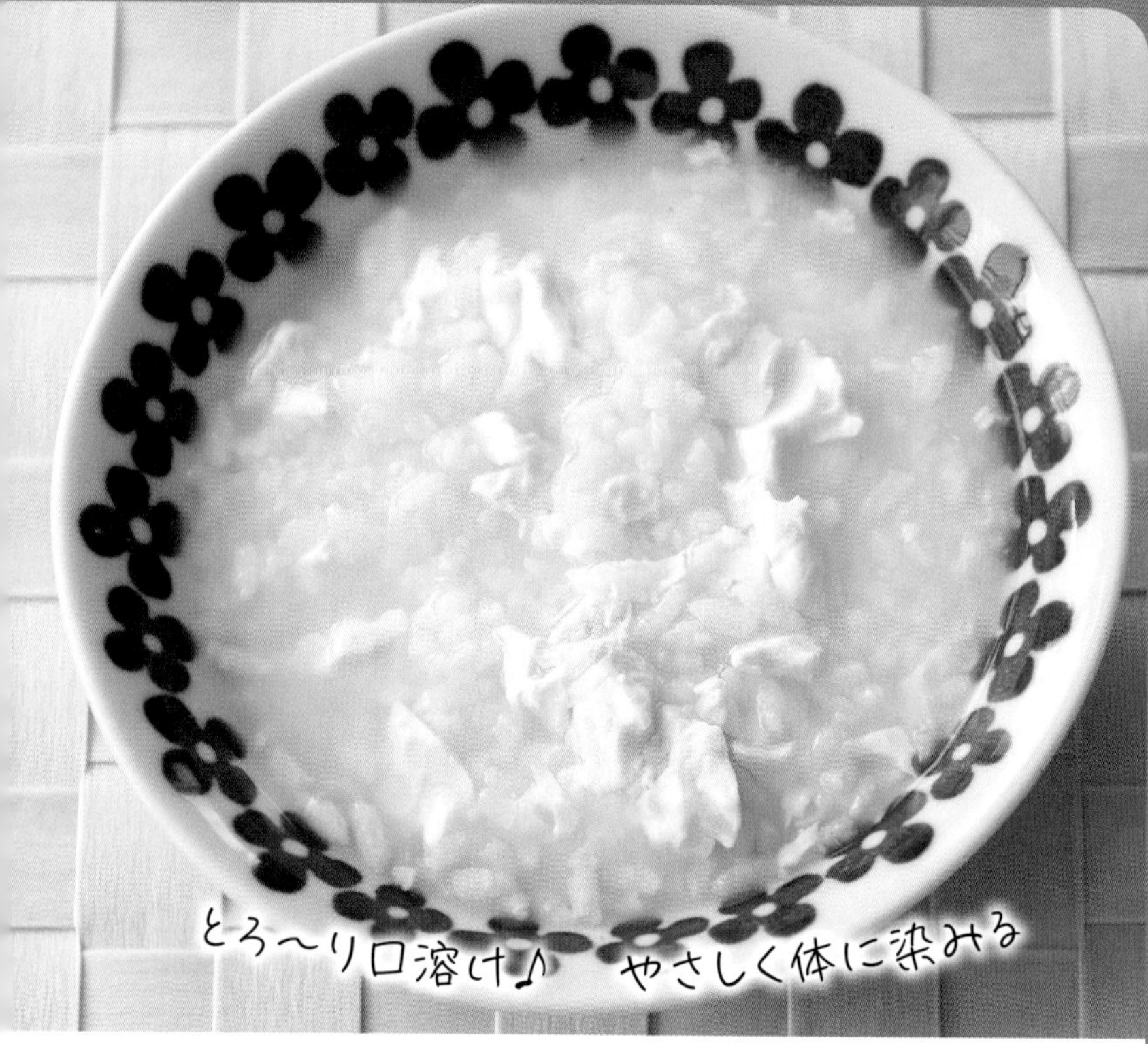

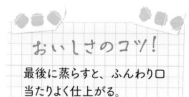

つくり方

1 鍋に豆腐、ご飯を入れて泡立て器でくずしながら混ぜる。

2 1にAを入れ、軽く混ぜてふたをして強火にかける。

3 煮立ったら中火にして、4分ほど煮て火を止める。そのまま4分ほど蒸らす。

おいしさのコツ！

最後に蒸らすと、ふんわり口当たりよく仕上がる。

材料（2人分）

具材

ご飯 ―― 1/2杯分（50g）
絹豆腐 ―― 1丁（150g）
＊3連のもの

スープの素

A ｜鶏がらスープ ―― 小さじ1/2
　｜水 ―― 150ml

〈好みのトッピング〉
しょうゆ ―― 少々
しょうが（すりおろし） ―― 小さじ1/4

つくる時間
9
MINUTES

おおよその値段
140円

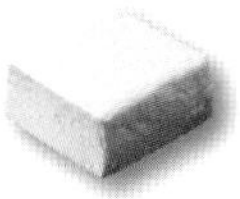

豆腐

病み上がりに効く
体にやさしい「おかゆ」のすごい効能

病み上がりの体を強くするなら「ふわふわ豆腐の中華がゆ」です。おかゆは「**体と心を癒す養生食**」。胃腸にやさしくお腹を満たし、水分と栄養を効率よく体に届ける風邪の特効薬です。また、おかゆは体を温めて**血液やリンパの流れをよくして、免疫力を高める**効果も期待できます。さらに高タンパクで消化のよい豆腐を組み合わせれば、栄養も満点。体力回復期に必要な栄養をスムーズに補うことができます。

このおかゆをおいしくするには、鶏だしで炊き込むこと。体力が回復する時期は、味覚が戻るため、シンプルなおかゆより食欲をそそるうま味たっぷりの味つけのほうがおいしく感じます。また、豆腐を米粒のように細かくつぶすひと手間を加えることで、のどごしがよくなり、さらに食べやすくなります。おかゆは疲れた日にも重宝します。

読者のみなさまへ「本書限定プレゼント」のご案内

最後までお読みいただき、ありがとうございます。感謝の気持ちを込めて、
本書未掲載！ 豪華スペシャル特典（特別書き下ろしPDF）をプレゼントいたします。

特典 かんたん、具沢山で大満足！ 続ければ体が変わる！
魔法のやせる！ 発酵お味噌汁レッスンBOOK（PDF）

ぜひ、LINEのQRコードを読み取り、特典をお受け取りください。

専用QRコードはこちら

※ QRコードが読み取れない方へ
ID：@582vuyak（@も入れてください）

※小冊子の送付ではございません。
※上記ご提供は予告なく終了となる場合がございます。あらかじめご了承ください。

参考文献

『40歳からは食べ方を変えなさい！』済陽 高穂、三笠書房
『栄養素図鑑と食べ方テク』中村丁次、朝日新聞出版
『東洋医学で毎日スッキリ！ 疲れない体をつくる本』和田 健太朗、三笠書房
『食べれば食べるほど若くなる法』菊池 真由子、三笠書房
『完全図解版 食べ物栄養事典』中嶋 洋子、阿部芳子、蒲原聖可、主婦の友社
『疲れない大百科』工藤 孝文、ワニブックス

撮影 千葉充、本文DTP 宇那木デザイン室

女性《じょせい》の悩《なや》みはすべて「スープ」で解決《かいけつ》する

著　者——藤井香江（ふじい・かえ）
発行者——押鐘太陽
発行所——株式会社三笠書房
〒102-0072 東京都千代田区飯田橋3-3-1
電話：(03)5226-5734（営業部）
：(03)5226-5731（編集部）
https://www.mikasashobo.co.jp
印　刷——誠宏印刷
製　本——若林製本工場

編集責任者　清水篤史
ISBN978-4-8379-2869-0 C0077